NUTRIENTES, VITAMINAS, Y ELEMENTOS MINERALES

Patricia **Bargis**
Con la colaboración
de la Dra. Laurence **Lévy-Dutel**

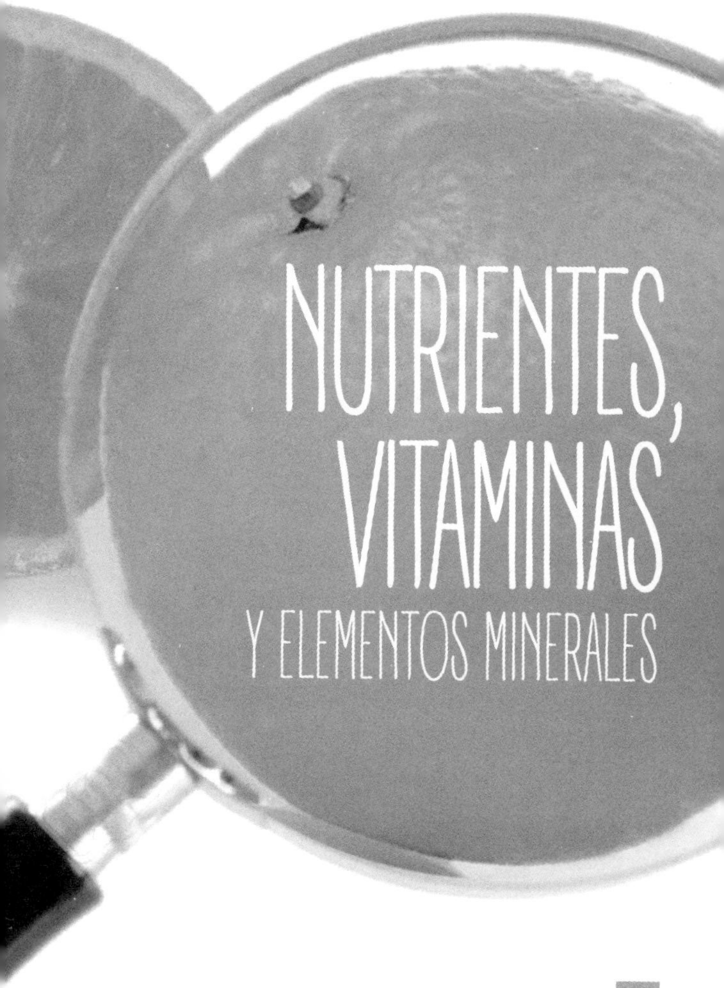

NUTRIENTES, VITAMINAS
Y ELEMENTOS MINERALES

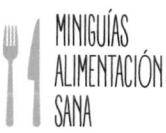

MINIGUÍAS
ALIMENTACIÓN
SANA

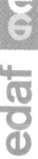

edaf

Título original: *Nutriments, vitamines, et éléments minéraux.*
© 2015, Groupe Eyrolles, París, Francia
© 2016. De esta edición: Editorial Edaf, S.L.U., por acuerdo con
  ACER, Agencia Literaria, C/ Amor de Dios, 1, 28014, Madrid,
  España
© 2016, de la traducción: Carlota Fossati Pineda

Diseño de cubierta: Gerardo Domínguez

Editorial EDAF, S. L. U.
Jorge Juan, 68. 28009 Madrid
http://www.edaf.net
edaf@edaf.net

Algaba Ediciones, S. A. de C.V.
Calle, 21, Poniente 3323, Colonia Belisario Domínguez
Entre la 33 Sur y la 35 Sur
Puebla, 72180, México. Tfno.: 52 22 22 11 13 87
jaime.breton@edaf.com.mx

Edaf del Plata, S. A.
Chile, 2222
1227 - Buenos Aires, Argentina
edaf4@speedy.com.ar

Edaf Antillas/Forsa
Local 30, A2, Zona Portuaria Puerto Nuevo
San Juan, PR (00920)
(787) 707-1792
carlos@forsapr.com

Edaf Chile, S.A.
Coyancura, 2270, oficina 914, Providencia
Santiago - Chile
comercialedafchile@edafchile.cl

Primera edición: Octubre de 2016

ISBN.: 978-84-414-3681-7
Depósito Legal: M-31.305-2016

PRINTED IN SPAIN   IMPRESO EN ESPAÑA

IMPRESO POR COFÁS

ÍNDICE

MODO DE EMPLEO

PROTEÍNAS
o «prótidos»

 → 1 g ≈ 4 kcal

Para tener una alimentación equilibrada, es importante asociar las proteínas animales y vegetales.

SU PAPEL
- Siendo componentes básicos de todas las células vivas de todos los organismos vivos, permiten que nuestro cuerpo se fabrique, crezca y se renueve.
- Son, por ejemplo, componentes indispensables para nuestros músculos, huesos, piel…

LOS APORTES NUTRICIONALES
Las necesidades en proteínas de una persona varían en función de su edad, de su sexo y de su actividad física.

EN CASO DE INSUFUCIENCIA
- Fatiga
- Caída del pelo
- Pérdida de visión
- Uñas quebradizas
- Osteoporosis
- Atrofia muscular
- Infecciones repetidas

49

Fuentes principales	
Proteínas animales	Proteínas vegetales
Carnes, pescados, huevos, productos lácteos, marisco. Las proteínas animales son denominadas «completas» ya que contienen todos los aminoácidos indispensables.	Cereales, leguminosas, pan. Las proteínas vegetales no contienen todos los aminoácidos indispensables.

Clasificación por familia de alimentos del valor más fuerte (+) al valor menos fuerte (–)

En las tablas nutricionales el valor 0 indica la ausencia de elemento nutricional. En cambio, el guión (–) indica el valor que falta.

Significado de los valores:
- «g» gramo = una milésima de kilogramo
- «mg» miligramo = una milésima de gramo
- «μg» microgramo = una millonésima de gramo
- «ng» nanogramo = una milmillonésima de gramo

8

INTRODUCCIÓN

«Que tu alimento sea tu medicina.»
Hipócrates

Nuestra alimentación es la clave de una buena salud. Pero por falta de tiempo, de organización, de inspiraciones culinarias y a veces por razones de un presupuesto ajustado, esta pasa a menudo a un segundo plano.

Gracias a este libro podrás elaborar tus comidas con más sabores, colores y conocimientos dietéticos. Conocer mejor la composición de los alimentos y de sus valores nutricionales te ayudarán a alimentarte mejor y a gestionar las cantidades que comes.

El aporte nutricional de un alimento es un valor añadido, pero no solo eso. También consumimos un producto alimentario por su sabor, su perfume, su preparación gastronómica, el recuerdo que nos ha dejado y la convivialidad que le asociamos.

Clasificados del valor más fuerte (+) al valor más débil (−), las tablas presentadas en este libro permiten situar mejor cada alimento por su contenido en calorías, proteínas, glúcidos, lípidos[1], colesterol, agua, fibras y al nivel de las fuentes principales para las vitaminas y elementos minerales.

Para cada nutriente, vitamina y elemento mineral, hay una visión general en una ojeada de su función, de su fuente y de sus aportes recomendados.

Fííjate que los valores nutricionales de un alimento pueden variar ligeramente según el peso, la producción y la procedencia de este.

---

[1] En las tablas nutricionales aparecen los nombres de *lípidos,* equivalentes a «grasas», así como *glúcidos,* que también nos referimos a «hidratos de carbono», términos más familiares.

He aquí unos cuantos consejos para respetar:

- *Las estaciones de las frutas y verduras*. Esto te permitirá diversificar los menús y de aprovecharte de los precios atractivos además de un mejor sabor y de una frescura óptima.

- *Las etiquetas de producción*. Lo ideal es favorecer los alimentos procedentes de una cultura biológica, razonada…

- *Los sabores culinarios*. Privilegia las cocciones cortas y de bajas temperaturas, atrévete hacer mezclas de sabores dulces-salados, ácidos-amargos…

Así que, ¡diversifica tus deseos, domina las cantidades y atrévete a mezclar sabores! Y sobre todo, ¡disfruta!

NUTRIENTES

Los nutrientes son los componentes nutricionales de los alimentos, que libera el organismo durante la digestión. Sirven para reconstruir las células básicas del cuerpo humano, aportan la energía necesaria para vivir y participan en el funcionamiento del organismo.

Se proporcionan los aportes nutricionales aconsejados (ANA) para garantizar las necesidades del organismo. En efecto, un consumo insuficiente o excesivo no es bueno para el organismo.

Distinguimos:
- Los macronutrientes (proteínas, glúcidos, lípidos): deben aportarse por la alimentación en cantidades importantes. Su aporte se cuenta en gramos por día. Son «calóricos», es decir, que aportan energía bajo forma de calorías en kilocalorías (kcal) o kilojulios (kJ), valor internacional.
- Los micronutrientes (vitaminas y elementos minerales): su aporte es inferior, se cuenta en miligramos o microgramos (μg) por día. No aportan calorías.
- El agua, las fibras y el colesterol.

Vitaminas
Vitamina A (retinol & betacaroteno)
Vitamina B_1 (tiamina)
Vitamina B_2 (riboflavina)
Vitamina B_3 o PP (niacina o nicotinamida)
Vitamina B_5 (ácido pantoténico)
Vitamina B_6 (piridoxina)
Vitamina B_8 o H (biotina) Vitamina B_9 (ácido fólico)
Vitamina B_{12} (cobalamina) Vitamina C (ácido ascórbico)
Vitamina D (calciferol)
Vitamina E (tocoferol)
Vitamina K (filoquinona)

Elementos minerales
Azufre (S)
Calcio (Ca)
Cloro (Cl)
Cobre (Cu)
Cromo (Cr)
Flúor (F)
Fósforo (P)
Hierro (Fe)
Magnesio (Mg)
Manganeso (Mn)
Potasio (K)
Selenio (Se)
Silicio (Si)
Sodio (Na)
Yodo (I)
Zinc (Zn)

12

Con el fin de ubicarte mejor, presentamos a continuación una tabla que presenta para cada familia de alimentos las calorías, los kilojulios, los glúcidos y los lípidos. En el seno de cada familia de alimentos, estos se clasifican por orden alfabético.

Después, a partir de la página 33, cada nutriente está detallado en una tabla con los valores de cada familia de alimentos (clasificados de la más importante a la más débil).

Tabla recapitulativa de la calorías, proteínas, glúcidos
y lípidos por familia de alimentos

Alimentos (contenido medio por 100 g)	Calorías (kcal, ver p.33)	Kilojulios (kJ, ver p.33)	Proteínas (g, ver p.49)	Glúcidos (g, ver p.62)	Lípidos (g, ver p.76)
ALGAS					
Agar agar, polvo	15	62	2,7	70	0,5
Arame, cruda	1	4	10	56	0,1
Dulse	35	146	5,8	56	0,3
Hiziki, cruda	1	4	8	56	0,1
Kombu, cruda	1	4	6	36	0,1
Lechuga de mar, cruda	1	4	17	5,1	0,1
Nori, cruda	1	4	17	5,1	0,8
Salicornia, cruda	15	62	1	3	1
Wakame	45	188	3	0,5	0,6
PESCADOS, MARISCO (CONCHAS), CRUSTÁCEOS					
Almeja, almejón o «clam» cocido	59	250	6,8	5,7	1
Anchoa común cruda	109	459	19,4	0	3,48
Anchoas, filetes en aceite, semiconserva, escurrida	182	761	26,4	trazas	8,45
Anguila al horno	230	958	23,7	trazas	15
Anón ahumado o eglefino ahumado	81,4	345	19	trazas	0,6
Arenque a la plancha	181	756	20,1	trazas	11,2
Arenque ahumado	142	595	16,5	trazas	8,49
Atún al horno	136	576	29,9	trazas	1,83
Atún crudo	136	573	23,7	trazas	4,6
Bacalao común al vapor	82,7	350	18,6	trazas	0,925
Bacalao salado, pochado	113	479	26	trazas	1,01
Berberecho cocido	102,2		20,2	3,1	1

Alimentos (contenido medio por 100 g)	Calorías (kcal, ver p.33)	Kilojulios (kJ, ver p.33)	Proteínas (g, ver p.49)	Glúcidos (g, ver p.62)	Lípidos (g, ver p.76)
Bígaro cocido	108	456	15,6	8,81	1,2
Bocina o buccino cocido	98,6	418	20,5	2,79	0,601
Bogavante hervido	104	440	22,1	0,3	1,6
Caballa frita	186	779	23,6	trazas	10,2
Caballa, filete de vino blanco, esterilizado, escurrido	206	858	18,9	trazas	14,5
Calamar, crudo	79,6	337	16	0,6	1,47
Cangrejo de río crudo	74,8	317	15,2	1,7	0,8
Cangrejo o buey de mar hervido	128	536	19,3	0,5	5,38
Carbonero cocido	102	433	23,1	trazas	1,1
Carpa cocida o al horno	127	532	20,4	trazas	5
Caviar semiconserva	178	746	25	2,5	7,52
Centollo	95		16	1	3
Dorada gris o guisada, cruda	124	520	20,1	trazas	4,81
Eglefino empanado, frito	198	830	14,7	12	10
Eperlano crudo	84, 9	359	17,4	trazas	1,7
Erizo de mar	95		15	–	2
Esturión[1]	90	378	18,1		1,9
Fletán del Atlántico crudo	93,1	394	21,1	trazas	0,965
Gamba cocida	93,7	397	21,4	0	0,9
Granadero[1]	76	323	17,5		0,7
Juliana o maruca azúl, cruda	81,5	345	18,8	trazas	0,7
Langosta hervida	136	573	26,4	3,11	1,94
Langostino empanado, frito	262	1100	9,4	25,2	13,6

Alimentos (contenido medio por 100 g)	Calorías (kcal, ver p.33)	Kilojulios (kJ, ver p.33)	Proteínas (g, ver p.49)	Glúcidos (g, ver p.62)	Lípidos (g, ver p.76)
Lenguado al horno	73	309	16	trazas	1
Lenguado al vapor	94,5	400	20,3	trazas	1,48
Limanda-lenguado, al vapor	96,6	409	20,6	trazas	1,58
Lubina o lobina, al horno	154	646	23,6	trazas	6,61
Lucio al horno	96,6	409	21,5	trazas	1,18
Lumpo, huevos semiconserva[2]	88,6	371	11,2	1	4,42
Mejillón hervido	114	483	17,1	7,4	1,81
Merlán al vapor	90,8	385	20,9	trazas	0,8
Merlán frito	125	526	23,1	trazas	3,6
Merluza, estofada	112	471	21,1	trazas	1,01
Mero	225	941	27	–	13
Mújol al horno	143	601	24,8	trazas	4,86
Ostión crudo	42,1	177	6,36	0,795	1,5
Perca al horno	130	546	24,7	trazas	3,42
Pez espada al horno	191	796	22,9	trazas	11
Pintarroja cocida	105	445	25,4	trazas	0,35
Platija o solla, al vapor	84,3	357	19	trazas	0,925
Pulpo crudo	85,5	362	17,9	1,45	0,9
Rape común o blanco a la plancha	96,6	410	22,7	trazas	0,64
Rascacio crudo	90,8	384	19	trazas	1,64
Raya al caldo	98,5	418	23,2	trazas	0,63
Raya al horno	80,1	340	18,9	trazas	0,5
Rodaballo al horno	122	515	22,7	trazas	3,5
Salmón al vapor	217	904	22,7	trazas	14
Salmón ahumado	169	708	21,8	trazas	9,11
Salmonete de roca, estofado	116	490	23,2	trazas	2,6
San Pedro[1]	85	360	18,2		1,4

15

Alimentos (contenido medio por 100 g)	Calorías (kcal, ver p.33)	Kilojulios (kJ, ver p.33)	Proteínas (g, ver p.49)	Glúcidos (g, ver p.62)	Lípidos (g, ver p.76)
Sardina a la plancha	214	895	30	trazas	10,4
Sardina con aceite de oliva, conserva, escurrido	198	828	24,3	trazas	11,2
Sepia cruda	73,5	312	16,1	0,7	0,7
Trucha al vapor	121	508	19	trazas	4,99
Trucha de criadero, aumada	171	718	23,4	trazas	8,65
Venera, vieira y coral, cocida	120	508	23,2	3,22	1,58
Zamburiña	70		15	3	3
CEREALES					
Alforfón[1]	336	1425	9,77	71	1,73
Arroz blanco cocido	135	571	2,49	28,7	0.927
Arroz entero cocido	156	659	3,5	31,7	1,1
Avena[1]	326	1378	10,7	55,7	7,09
Cebada[1]	314	1331	11,2	63,3	2,1
Centeno[1]	294	1245	9,5	60,7	1,7
Germen de trigo[2]	329	1387	26,6	35,3	9,04
Harina de alforfón[1]	351	1487	11,7	70,7	2,71
Harina de arroz[1]	351	1491	7,2	79,6	0,65
Harina de avena[1]	389	1643	14,2	67,9	7,15
Harina de trigo tipo 550[1]	338	1433	10,6	72	1,13
Maíz dulce en espiga cocido[2]	112	474	3,32	21,8	1,28
Mijo[1]	3,50	1481	10,6	68,8	3,9
Pan brioche o vienés	357	1500	8,2	49,5	13
Pan corriente francés 400g o «boule"	258	1090	7,54	52,3	0,95
Pan de centeno, y candeal	266	1130	8,15	49,8	2,16

Alimentos (contenido medio por 100 g)	Calorías (kcal, ver p.33)	Kilojulios (kJ, ver p.33)	Proteínas (g, ver p.49)	Glúcidos (g, ver p.62)	Lípidos (g, ver p.76)
Pan de cereales artesanal	301	1270	9,34	50,9	5,03
Pan de miga corriente	281	1190	8,2	49,2	4,7
Pan entero o integral (con harina de T150)	269	1140	9,04	50,6	1,75
Pan, baguette o «boule», de campo	273	1160	8,89	53,8	1,35
Pan, baguette, corriente	286	1210	9,33	56,6	1,47
Pastas alimenticias cocidas	151	641	4,85	29,7	0,753
Pastas alimenticias de huevo cocidas	168	713	5,8	31,8	1,46
Quinoa[1]	334	1415	14,8	58,5	5,04
Sorgo[1]	349	1478	11,1	69,7	3,2
Trigo duro precocido, granos enteros cocidos	155	655	5,1	30,4	0,66
CHAMPIÑONES					
Cep	28	117	3	4	0
Champiñón común	10,4	43	1,49	0,3	0,4
Chantarela o «girola»	26,1	109	2,4	3	0,5
Colmenilla	15	62	2,1	0,5	0,5
Shiitake	55	230	1,56	14	0,22
EMBUTIDOS					
«Andouille»	221	917	18,4	0.3	16,2
«Andouillette», frita	276	1150	24,5	1	19,3
Bloque de foie gras de pato, esterilizado	511	2110	9	0,85	52,4
Chicharrones de carnes que no sean cerdo puro (ave…)	424	1750	15,1	0,117	40,3

17

Alimentos (contenido medio por 100 g)	Calorías (kcal, ver p.33)	Kilojulios (kJ, ver p.33)	Proteínas (g, ver p.49)	Glúcidos (g, ver p.62)	Lípidos (g, ver p.76)
Chicharrones de cerdo puro	410	1690	14,2	0,1	39,2
Filete de bacon, cocido	116	488	23	0,7	2,3
Jamón cocido	121	508	17,9	1,26	4,93
Jamón cocido superior	114	481	21,1	0,6	3,02
Jamón cocido superior, sin corteza, sin grasa	114	479	20,9	0,425	3,15
Jamón cocido, ahumado	101	426	19	0,45	2,59
Jamón crudo	232	966	21,1	0,45	16,2
Jamón crudo, ahumado	225	939	24	0,1	14,3
Jamón seco, sin corteza, sin grasa	195	818	26,6	1,77	9,07
Lacón, cocido	144	606	20,6	1,1	6,41
Lardon natural, cocido	329	1370	23,8	2	25,1
Merguez, carne de buey y oveja, cocido	283	1180	19,8	0,215	22,6
Morcilla blanca, frita	226	937	10,1	5,63	18,1
Morcilla, frita	226	937	10,1	5,63	18,1
Paté de campaña	333	1380	14,7	3,47	28,9
Paté de hígado de ave	234	970	11,9	6	18
Paté de hígado de cerdo	346	1430	10,6	2,3	32,7
Paté en empanada	270	1120	11,9	11,8	19,7
Salchicha de Estrasburgo	287	1190	12,5	1	25,9
Salchichón seco	410	1700	26,5	1,23	33,2
Salchichón seco de cerdo puro	405	1680	26,2	< 1,9	32,9

Alimentos (contenido medio por 100 g)	Calorías (kcal, ver p.33)	Kilojulios (kJ, ver p.33)	Proteínas (g, ver p.49)	Glúcidos (g, ver p.62)	Lípidos (g, ver p.76)
Tocino graso, crudo[2]	670	2760	10	0	70
CARNES					
Bistec molido 10% mg, cocido	210	877	26,1	trazas	11,7
Bistec molido 10% mg, crudo	169	705	20,6	trazas	9,6
Bistec molido 15% mg, cocido	239	997	23,6	trazas	16,1
Bistec molido 15% mg, crudo	199	830	18,7	trazas	13,6
Bistec molido 20% mg, cocido	276	1150	25,8	trazas	19,2
Bistec molido 20% mg, crudo	285	1180	16,8	trazas	24,2
Bistec molido 5% mg, cocido	158	664	26,3	trazas	5,85
Bistec molido 5% mg, crudo	121	507	19,6	trazas	4,69
Buey, a la brasa	240	1000	32,1	trazas	12,4
Buey, bistec, a la parrilla	149	628	27,6	trazas	4,28
Buey, estofado (cocido), cocido	240	1000	28,5	0	14
Buey, a la «bourguignon», cocido	156	660	30	trazas	4,05
Buey, entrecot, a la parrilla	192	800	22	trazas	11,5
Buey, falda, cocido	194	814	27,6	trazas	9,31
Buey, rosbif, asado	140	589	26,4	trazas	3,78
Buey, solomillo bajo, a la parrilla	170	713	23	trazas	8,7
Caballo, carne, asado	160	673	28,1	trazas	3,78
Cerdo, asado, cocido	159	669	23,8	1,1	6

Alimentos (contenido medio por 100 g)	Calorías (kcal, ver p.33)	Kilojulios (kJ, ver p.33)	Proteínas (g, ver p.49)	Glúcidos (g, ver p.62)	Lípidos (g, ver p.76)
Cerdo, costado, a la brasa	332	1380	23,1	trazas	26,6
Cerdo, costilla, a la parrilla	276	1150	25,8	0	19,1
Cerdo, filete, magro, asado, cocido	195	815	27,5	trazas	9,39
Cordero, chuleta a la parrilla	234	977	25,7	trazas	14,6
Cordero, pierna asada	193	808	23,8	trazas	10,9
Ternero, a fuego lento	198	833	30,8	trazas	8,35
Ternero, asada	120	504	21	trazas	3,96
Ternero, costilla, cocida	237	987	25,2	trazas	15,1
Ternero, escalope, cocido	149	629	31	trazas	2,75
PRODUCTOS DE CASQUERÍA					
Cerebro, cerdo, a la brasa	138	576	12,1	1,07	9,51
Cerebro, cordero, cocido	126	523	10,8	0,8	8,8
Corazón, buey, cocido	94,2	397	16,3	0,91	2,82
Hígado, ave, cocido	155	653	24,7	0,17	6,21
Hígado, cordero, cocido	213	895	26,4	6,49	9,09
Hígado, ternera, cocida	164	691	27,4	1,26	5,5
Hígado, ternera, cocida	142	598	25	1,57	3,96
Lengua, buey, cocido	243	1010	22,6	3,03	15,6
Lengua, ternera, cocida	216	901	23,4	0	13,6

Alimentos (contenido medio por 100 g)	Calorías (kcal, ver p.33)	Kilojulios (kJ, ver p.33)	Proteínas (g, ver p.49)	Glúcidos (g, ver p.62)	Lípidos (g, ver p.76)
Mollejas, ternera, a la brasa o fritas	127	536	21,8	trazas	4,46
Riñón de cordero, a la brasa	141	593	24,1	0	4,96
Riñón de ternera, a la brasa o frito	167	701	26	0	7
Riñón, buey, cocido	161	676	27,1	trazas	5,82
Riñón, cerdo, cocido	144	606	25,4	trazas	4,7
AVES					
Capón	124		22	–	4
Gallina, carne y piel, hervida	319	1330	25,4	trazas	24,2
Gallina, carne, hervida	229	957	30,4	trazas	11,9
Huevo duro	134	557	13,5	0,52	8,62
Huevo frito, salado	205	849	12,7	2,43	16
Huevo hervido	141	586	12,3	0,8	9,82
Oca, carne, asada	274	1140	29,1	trazas	17,5
Paloma, carne, asada	213	887	23,9	trazas	13
Pato, carne asada	194	810	23,3	trazas	11,2
Pato, magret, cocido en sartén	205	857	26,7	trazas	10,9
Pava, carne, asada	161	673	26,4	trazas	1,74
Pava, escalope, salteada	127	538	28,5	trazas	1,44
Pintada, cruda[3]	151	633	23,3	0	6,4
Pollo, blanco, sin piel, cocido	121	511	26,2	trazas	1,76
Pollo, muslo, carne y piel, asado	190	796	26	trazas	9,57
CAZA					
Ciervo y cierva	120	502	20	1	4
Codorniz, carne y piel, cocida	198	830	25,1	trazas	10,9

Alimentos (contenido medio por 100 g)	Calorías (kcal, ver p.33)	Kilojulios (kJ, ver p.33)	Proteínas (g, ver p.49)	Glúcidos (g, ver p.62)	Lípidos (g, ver p.76)
Conejo, carne, cocida	165	689	20,5	trazas	9,2
Corzo asado	174	732	32,6	trazas	4,8
Faisán, carne, cocido	238	998	32,4	trazas	12,1
Liebre, en ragú	203	850	30	trazas	9,2
Perdiz y perdigón	115		25	–	1,5
QUESOS					
Beaufort	393	1630	26,6	3	30,3
Bleu d'Auvergne	341	1410	19,7	1,06	28,4
Bleu de Bresse	348	1440	17,9	1,22	29,3
Brie	337	1400	17,9	1,22	29,3
Brocciu corse, fresco	130	544	9	3,5	9
Cambembert alrededor 20% mg	270	1120	22,4	0,094	20
Camembert de leche cruda	267	1110	20,4	0,05	20,2
Cantal, salers o laguiole	371	1540	24,7	1,87	30,3
Comté	417	1730	28,1	3,71	34
Coulommiers	292	1210	19,4	0,184	24
Emmental	367	1520	28,2	1,78	28,3
Emmental rayado	381	1580	27,8	2,3	30
Feta de oveja	272	1130	15,5	0,1	22,4
Gorgonzola	360	1490	19,4	1,4	31,2
Gruyère	414	1720	27,2	3,5	33,4
Mozzarella	259	1080	19,9	0	19,4
Parmesano	441	1840	39,4	trazas	30,9
Queso de cabra fresco, de leche pasteurizada o cruda (tipo crottin fresco o bûchette fresca)	222	924	13,8	0	17,2

Alimentos (contenido medio por 100 g)	Calorías (kcal, ver p.33)	Kilojulios (kJ, ver p.33)	Proteínas (g, ver p.49)	Glúcidos (g, ver p.62)	Lípidos (g, ver p.76)
Queso de cabra láctico madurado, con leche cruda (tipo crottin de Chavignol, Picodon, Rocamadour, Sainte-Maure)	340	1410	20,9	0,376	27,4
Raclette	367	1520	25	1,4	29,6
Reblochon	330	1370	20,8	0,4	27,6
Roquefort	374	1550	19,1	2,2	32,1
Tomme de montaña o «Tomme de Saboya"	361	1490	22,6	1,4	30,1
PRODUCTOS LÁCTEOS Y GRASAS					
Crema fresca 30% mg, espesa, producto sección fresco	301	1240	2,26	4,83	31
Crema fresca ligera 15-20% mg, espesa	192	794	2,9	4,68	18
Leche de cabra, entera, UHT	64,9	271	3,15	4,25	3,9
Leche de oveja entera	97,6	407	5	4,67	6,33
Leche desnatada pasteurizada	33,4	142	3,4	0,167	0,15
Leche desnatada, UHT	31,5	134	3,28		0,15
Leche entera pasteurizada	62,9	263	3,2	4,32	3,54
Leche entera, UHT	64,6	270	3,2	2,8	3,71
Leche semidesnada, UHT	46	194	3,3	2,63	1,53
Leche semidesnatada pasteurizada	45	189	3,3	0,2	1,54

Alimentos (contenido medio por 100 g)	Calorías (kcal, ver p.33)	Kilojulios (kJ, ver p.33)	Proteínas (g, ver p.49)	Glúcidos (g, ver p.62)	Lípidos (g, ver p.76)
Mantequilla ligera 39-41% mg	359	1480	7	5,27	36,3
Mantequilla semi-salada	732	3010	0,7	12,6	80,8
Mantequilla sin sal	745	3060	0,7	< 1	82,2
Margarina de 80% mg, de girasol, en barqueta	735	3020	0,05	12,7	81,6
Margarina de 80% mg, en pan	761	3130	0,0667	< 1	84,4
Yogur de leche entera, natural, azucarado	93,4	394	3,31	4,62	3,01
Yogur de leche parcialmente desnatada, natural	47,4	200	4,01	1	0,994
Yogur de leche parcialmente o semidesnatada, natural, azucarado	74,2	315	3,51	4,56	0,743
ESPECIAS, AROMATIZANTES, CONDIMENTOS Y HIERBAS AROMÁTICAS					
Aceituna negra, entera o deshuesada, en salmuera	162	663	0,92	13	14
Aceituna verde, entera o deshuesada, en salmuera	145	595	1,02	13	13,9
Adormidera, grano seco[1]	477	1976	23,8	–	42,2
Ajo fresco	131	555	7,9	7,37	0,47
Albahaca fresca	30,7	128	3,12	4,57	0,72
Alcaparras	29,2	123	2,48	2,38	0,48
Alcaravea común, hojas[1]	26	110	4,9	3,37	
Anís en granos	337	1410	17,6	60,7	15,9

Alimentos (contenido medio por 100 g)	Calorías (kcal, ver p.33)	Kilojulios (kJ, ver p.33)	Proteínas (g, ver p.49)	Glúcidos (g, ver p.62)	Lípidos (g, ver p.76)
Azafrán	360,3	1507	11,4	65,4	5,9
Canela	266	1110	3,96	20,7	1,88
Cardamomo molido	311	1301	10,7	50,2	6,7
Cebolla cocida	30,2	127	1,04	2,91	0,2
Cebolla cruda	43,2	182	1,25	4,42	0,585
Cebollino o cebolleta fresco	34,4	145	2,3	3	0,433
Chalote crudo	76,1	323	1,9	2,1	0,15
Cilantro, grano	346	1430	12,4	50	17,8
Clavo de girofle molido	323	1351	5,9	60,5	20
Comino, grano	428	1780	17,8	74,9	22,3
Cúrcuma molido	354		7,8	64,4	9,8
Curry en polvo	342	1420	12,7	41,7	13,8
Enebro, bayas	196	820	–	25,2	–
Eneldo seco	342,8	1434	20	61,2	4,4
Estragón	356,8	1492	22,8	64,9	7,2
Jengibre molido	332	1400	8,98	57,5	4,24
Laurel	313	1309	7,6	55,8	8,3
Mejorana deshidratada	271	1133	12,6	35	7,04
Menta fresca	48,6	202	3,61	5,36	0,79
Mostaza, salsa condimentaria	165	683	7,08	21,5	14
Nuez moscada	0	0	–	1,23	–
Orégano	394,3		11	68,4	10,3
Paprika	19	81	1,08	1,71	0,24
Pepinillo en vinagre	27,5	116	1,2	1,32	0,345
Perejil fresco	46,5	194	3	4,2	0,843
Perifolio fresco	48,2	203	3,3	1,56	0,567
Pimienta negra molida	304	1280	10,9	6,47	3,3
Chile	318		12	56,6	17,2
Romero	131	548	3,3	15,9	5,8

Alimentos (contenido medio por 100 g)	Calorías (kcal, ver p.33)	Kilojulios (kJ, ver p.33)	Proteínas (g, ver p.49)	Glúcidos (g, ver p.62)	Lípidos (g, ver p.76)
Sal blanca alimenticia, iodada, no fluorada	0	0	0	0	0
Sal blanca alimenticia, no iodada, no fluorada	0	0	0	0	0
Sal marina gris, no iodada, no fluorada	0	0	0	0	0
Salvia	399,5	1671	10,6	68,7	12,7
Satureja // Ajedrea molida	272	1138	6,7	36,6	5,9
Tomillo seco	291	1220	6,07	33,7	4,94
Vainilla	288		0	44,5	0
FRUTAS					
Aguacate, fresco, pulpa	169	695	1,8	13,4	16
Albaricoque	49,1	209	0,9	9,01	0,207
Almendra (con piel)	634	2620	25,4	35	53,4
Anacardo frito, salado	631	2620	19,8	46,8	49,1
Arándano negro fresco	60,2	255	0,647	9,37	0,243
Arándano rojo americano o «cranberry"[1]	35	149	0,35	4,83	0,7
Arándano rojo[1]	35	148	0,28	5,58	0,53
Avellana	683	2820	16,4	47,8	63
Cacahuete o maní	636	2640	25,9	14,8	49,6
Cacahuete, tostado, salado	613	2540	27,3	20,5	47,4
Caqui fresco, pulpa	67,7	285	0,627	9,6	0,263
Caqui fresco, pulpa y semillas	57,7	243	1,1	9,3	0,725
Casis fresco	73,2	307	0,9	9,48	0,5
Castaña, cocida al agua	124	523	2	12,1	1,38

Alimentos (contenido medio por 100 g)	Calorías (kcal, ver p.33)	Kilojulios (kJ, ver p.33)	Proteínas (g, ver p.49)	Glúcidos (g, ver p.62)	Lípidos (g, ver p.76)
Castaña, tostada	236	998	3,17	13,7	2,2
Cereza	70,8	300	1,3	10,8	0,3
Ciruela pasa	244	1040	2,36	13,6	0,71
Ciruela reina-claudia, fresca	48,7	206	0,8	6,14	0,28
Dátil deshidratado, pulpa y piel	282	1200	2,7	14,8	< 0,4
Frambuesa	45,1	188	1,4	6,2	0,3
Fresa	28,5	120	0,75	2,73	0,26
Fruta de la pasión fresca, pulpa y pepitas	84,3	353	2,2	11,2	0,7
Girasol, semilla (pipas)	642	2660	20,2	15	52,7
Granada fresca, pulpa y pepitas	71,1	301	1,06	11,3	0,557
Grosella espinosa fresca	40,3	169	0,893	1,5	0,593
Grosella fresca	55,4	232	1,1	5,94	0,5
Guayaba, esterilizada	87,9	373	0,4	19,4	0,1
Higo chumbo, pulpa y semillas	54,7	230	0,75	9,28	0,3
Higo deshidratado	252	1060	3,37	14,6	1,41
Higo fresco	66,8	238	1,3	9,73	0,3
Kumquat[1]	64	270	0,65	10,2	0,3
Lichi freco, pulpa	69,4	294	0,815	10,8	0,42
Limón fresco, pulpa	34,3	146	0,8	3,93	0,3
Limón, zumo exprimido casero	27,6	118	0,317	2,75	0,08
Mandarina o clementina fresca, pulpa	48,5	205	0,8	7,81	0,19
Mango fresco, pulpa	63,5	269	0,7	10,1	0,2
Manzana fresca pulpa y piel	53,2	225	0,31	11,3	0,162

Alimentos (contenido medio por 100 g)	Calorías (kcal, ver p.33)	Kilojulios (kJ, ver p.33)	Proteínas (g, ver p.49)	Glúcidos (g, ver p.62)	Lípidos (g, ver p.76)
«Marron» (castaña)	175	732	2	13,6	3
Melocotón fresco, pulpa y piel	53,4	225	0,903	6,22	0,25
Melón fresco, pulpa	32,1	136	0,71	4,25	0,148
Membrillo fresco	57,7	243	0,367	2,45	0,4
Naranja fresca, pulpa	46,5	197	0,957	6,49	0,26
Naranja, zumo exprimido casero	43,5	185	0,633	6,02	0,133
Nuez de Brasil	705	2910	14,1	62,5	68,2
Nuez de coco, almendra madura, fresca	374	1540	3,64	16,1	35,3
Nuez de kola[1]	228	966	6,28	14,2	1,75
Nuez de macadamia	734	3030	7,91	< 3,13	72,9
Nuez de pecán	739	3040	9,3	66,4	73,8
Nuez seca, carne verde	698	2880	14,7	52,3	63,8
Papaya fresca, pulpa	43,3	183	0,557	2,94	0,22
Pera fresca, pulpa y piel	53	224	0,385	10,8	0,22
Piña fresca, pulpa	52,6	223	0,4	9,19	0,2
Piñón de pino	695	2870	13,7	50,4	65,4
Pistacho, tostado, salado	604	2510	24,9	21,8	46,4
Plátano fresco, pulpa	93,6	397	1,2	11,6	0,227
Pomelo (llamado pamplemusa), fresco, pulpa	35,9	152	0,8	6,2	0,1
Ruibarbo cocido, azucarado	131	554	0,9	12	0,1
Sandía fresca, pulpa	34	144	0,603	2,75	0,0833

Alimentos (contenido medio por 100 g)	Calorías (kcal, ver p.33)	Kilojulios (kJ, ver p.33)	Proteínas (g, ver p.49)	Glúcidos (g, ver p.62)	Lípidos (g, ver p.76)
Sésamo, grano	644	2660	17,7	19,4	56,4
Uva blanca, fresca	70	297	0,6	11	0,16
Uva negra, fresca	62,1	264	0,5	10,4	0,25
Uva pasa	303	1290	2,99	15	0,578
Zarzamora, fresca	45,4	190	0,9	5,62	0,2
VERDURAS					
Acedera cocida al agua	21,7	91,7	1,83	6,26	0,14
Acelga cocida	20,6	86,2	1,88	2,03	0,08
Alcachofa cocida	43,1	180	2,9	9,93	0,227
Apio rama, cocido	13,2	55,3	0,83	2,31	0,0867
Apio-nabo cocido	35	146	0,96	2,37	0,80
Batata cocida	79,1	334	1,69	15,8	0,145
Berenjena cocida	35,2	148	0,83	3,1	0,2
Berro de agua crudo	21,2	89	1,6	2,09	0,3
Brócoli cocido	28,7	120	2,1	5,6	0,51
Calabacín, pulpa y piel, cocido	19,2	80,7	1,14	1,72	0,29
Calabaza cocida	13,6	57,2	0,6	1,63	< 0,1
Calabaza[1]	20	83	2,03	3,18	0,29
Cardo crudo	21,3	89,4	0,6	1,77	0,1
Chirivía[1]	59	249	1,31	12,8	0,43
Col de Bruselas cocida	41,2	174	2,55	4,99	0,11
Col roja cruda	32,8	138	1,61	4,2	0,2
Col verde cocida	20,3	84,5	1,36	2,79	0,45
Coliflor cocida	25,2	106	1,84	2,82	0,295
Concentrado de tomate	91,5	386	3,27	16,3	0,53
Endivia cocida	17,9	75,2	0,6	1,9	0,3
Endivia cruda	17,4	73,2	1,03	2,03	0,2
Espárrago cocido	29,7	125	2,68	2,7	0,32
Espinaca cocida	26,8	112	2,97	4,94	0,14

29

Alimentos (contenido medio por 100 g)	Calorías (kcal, ver p.33)	Kilojulios (kJ, ver p.33)	Proteínas (g, ver p.49)	Glúcidos (g, ver p.62)	Lípidos (g, ver p.76)
Hinojo cocido al agua	15,5	64,8	1,13	1,62	< 0,1
Nabo cocido	21,4	89,8	0,71	0,6	0,2
Patata cocida al agua	75,2	319	2	30	0,22
Patata frita o frita cocida, sin sal	254	1060	4,6	85,7	12
Pepino crudo, pulpa	12	50,4	0,59	1,63	0,19
Pimiento verde, amarillo o rojo, crudo	26,7	112	0,9	4,2	0,3
Potimarrón, pulpa cruda[3]	31	133	1,2	6,6	0,5
Puerro cocido	24,6	103	0,81	3,69	0,2
Rábano negro crudo	17,8	74,8	2,8	12,1	< 0,1
Rábano rojo crudo	13,1	55	0,76	1,87	< 0,1
Remolacha roja cocida	43,4	183	2,3	7,5	0,1
Salsifí cocido	46,3	196	2,73	7,17	0,135
Tapioca cruda[3]	357	1525	0,5	< 3	0,2
Topinambur cocido	71,2	300	2	16,3	0,7
Zanahoria cocida	27,7	117	0,76	4,56	0,1
Zanahoria cruda	36,3	153	0,803	6,69	0,26
LEGUMINOSAS					
Garbanzo cocido	139	588	8,86	16,6	1,09
Guisante cocido	70,8	297	5,18	8,27	0,555
Haba cocida	60,6	254	5,1	5,08	0,8
Judía blanca cocida	437	104	8,42	6,29	0,325
Judía verde cocida	33,3	140	1,35	5,08	0,155
Lenteja cocida	112	474	8,1	7,4	0,55
Semillas germinadas, brotes de soja	43,8	183	4	2	2,2

Alimentos (contenido medio por 100 g)	Calorías (kcal, ver p.33)	Kilojulios (kJ, ver p.33)	Proteínas (g, ver p.49)	Glúcidos (g, ver p.62)	Lípidos (g, ver p.76)
Soja, germen seco[1]	329	1376	38,2	21,1	18,3
Tofu	125	521	11,5	13,6	7,43
ACEITES Y VINAGRES					
Aceite de cacahuete	895	3680	0	0	99,4
Aceite de colza	900	3700	0	0,68	100
Aceite de girasol	900	3700	0	0	100
Aceite de hígado de bacalao	900	3700	0	0	100
Aceite de maíz	897	3690	0	0	99,7
Aceite de nuez	900	3700	0	0	100
Aceite de oliva virgen	899	3700	0	0	99,9
Aceite de semillas de uva	899	3700	0	0	99,9
Aceite de soja	899	3700	0	0	99,9
Vinagre	22,8	98	0,133	0	0,15
CHOCOLATES, AZÚCARES, MIELES Y PRODUCTOS DE LA COLMENA					
Cacao, sin azúcar, polvo soluble	404	1510	19,8	9	19,7
Chocolate blanco, tableta	551	2300	8	57,7	32
Chocolate con leche, tableta	545	2280	7,68	81,1	31,6
Chocolate negro, 40% de cacao mínimo, para repostería o comer	526	2190	4,9	56,9	30,2
Gelatina royal	140	585	12	12	5
Miel	327	1390	0,395	9	0,0667
CAFÉS, TÉS					
Achicoria y café, polvo soluble	358	1510	11,5	58,2	5,53
Café con leche, café crema o cappuccino, sin azúcar	24,5	103	1,68	2,74	0,76

Alimentos (contenido medio por 100 g)	Calorías (kcal, ver p.33)	Kilojulios (kJ, ver p.33)	Proteínas (g, ver p.49)	Glúcidos (g, ver p.62)	Lípidos (g, ver p.76)
Café descafeinado, sin azúcar	1,34	5,62	0,2	trazas	0,06
Café expreso, sin azúcar	1,85	7,75	0,26	trazas	0,09
Café negro, sin azúcar	0,488	2,07	0,107	trazas	0,00667
Té infusionado, sin azúcar	0,3	1,27	0,075	trazas	0
VINOS, CERVEZAS, AGUA					
Agua del grifo	0	0	0	0	0
Agua mineral (alimento medio)	0	0	0	0	0
Agua mineral con gas (alimento medio)	0	0	0	0	0
Agua mineral sin gas (alimento medio)	0	0	0	0	0
Cerveza fuerte, > 8° alcohol	62	259	0,4	1,98	0
Cerveza negra	35,3	148	0,3	1,75	trazas
Cerveza sin alcohol, < 1,2° alcohol	26	110	0,25	0,2	0,1
Champán	81,7	340	0,3	4,71	0
Vino blanco 11°	77,3	322	0,076	4,08	0
Vino blanco espumoso	72,1	300	0,167	4,67	0
Vino rosado 11°	70,6	293	0,15	3,86	0
Vino tinto 11°	78,2	326	0,066	2,81	0
Vino tinto 13°	73,3	304	0,1	4,6	0

Los datos de los alimentos proceden de la Tabla de composición nutricional de los alimentos Ciqual 2013, con la excepción de:
1. SOUCI/FACHMAN/KRAUT
2. Afssa 2008
3. Tabla de composición nutricional de los alimentos Ciqual 1995

CALORÍAS (ENERGÍA)

→ 1 kilocaloría
  o kcal = 1000 calorías
→ 1 kcal = 4,18 kilo-
  julios o kJ (unidad
  internacional)

Nuestro organismo nece-
sita la energía para asumir
sus funciones vitales y com-
pensar los gastos liados al
funcionamiento de nuestro
cuerpo (regulación de la
temperatura, digestión, res-
piración, actividad física…). La energía proviene únicamente de la alimentación.

Todos los alimentos poseen un valor calórico (valor energético) proporcionado por las proteínas, los glúcidos y los
lípidos.

- 1g de proteína = 4 kcal o 17 kJ
- 1g de glúcido = 4 kcal o 17 kJ
- 1g de lípido = 9 kcal o 38 kJ

¡Hay que saber que 1g de alcohol aporta 7 kcal!

EJEMPLO:
100 g de pan representan:
- 8 g de proteínas = 32 kcal
- 58 g de glúcidos = 232 kcal
- 1 g de lípidos = 9 kcal
Total: 237 kcal o 1160 kJ

Sea cual sea el trabajo realizado, el buen funcionamiento
del organismo requiere un mínimo de calorías al día. Las
necesidades en calorías para una persona varían en función de su edad, de su sexo y de su actividad física…

Media diaria de las necesidades calóricas[1]

	4-5 años	1240 a 1430 kcal
Niño/a	6-7 años	1600 a 1800 kcal
	8-9 años	1840 a 2100 kcal
Chico	15 años	2970 kcal
Chica	13 años	2440 kcal
	20-40 años	2700 kcal
Hombre	41-60 años	2500 kca
	61-75 años	2355 kcal
	20-40 años	2200 kcal
MUJER	41-60 años	2000 kcal
	61-75 años	1875 kcal

Gasto energético medio correspondiente a diferentes actividades, en kcal/hora (por orden decreciente)

Actividades	Kcal/h
Subir las escaleras	1100
Esquí, velocidad	960
Carrera de medio fondo	930
Lucha, catch	900
Tenis simple	800
Carrera de fondo	750
Esquí de fondo	750
Patinaje, velocidad	720
Carrera maratón	700
Natación, velocidad	700
Patinaje artístico	600
Boxeo	600
Esgrima	600
Baloncesto	600
Waterpolo	600
Escalada	550
Carrera de velocidad	500
Remo	500
Balonmano	500
Rugby	500

[1] Agencia francesa de seguridad sanitaria de los alimentos, AFSSA.

Actividades	Kcal/h
Senderismo en montaña	500
Serrar madera	480
Lanzar	460
Natación, fondo	450
Halterofilia	450
Tallar piedras	440
Ciclismo en carretera	400
Saltar	400
Fútbol	400
Leñador/a	388
Tenis doble	350
Voleibol	330
Albañil	303
Marcha rápida	300
Gimnasia con halteras	290
Carpintero/a, metalurgia	240
Ciclismo sobre pista	220
Marcha lenta	200
Zapatero/a	180
Pintar	160
Planchar, lavar los platos	144
Mecanografiar	140
Cantar	122

Aporte en calorías por familia de alimentos

Alimentos	Calorías (kcal/100 g)	Kilojulios (kJ/100 g)
ALGAS		
Wakame	45	188
Dulse	35	146
Agar agar, polvo	15	62
Salicornia, cruda	15	62
Arame, crudo	1	4
Hiziki, crudo	1	4
Kombu, crudo	1	4
Lechuga de mar, cruda	1	4
Nori, crudo	1	4
PESCADOS, MARISCOS (CONCHAS) Y CRUSTÁCEOS		
Langostino, empanado, frito	262	1100
Anguila al horno	230	958
Mero	225	941
Salmón al vapor	217	904
Sardina a la plancha	214	895
Caballa, filete al vino blanco, esterilizado, escurrida	206	858
Eglefino empanado, frito	198	830
Sardina al aceite de oliva, semiconserva, escurrida	198	828
Pez espada al horno	191	796
Caballa frita	186	779
Anchoa, filete en aceite, semiconserva, escurrida	182	761
Arenque a la plancha	181	756
Caviar, semiconserva	178	746
Trucha de criadero, ahumada	171	718
Salmón ahumado	169	708
Lubina o lobina, al horno	154	646
Mújol al horno	143	601
Arenque ahumado	142	595
Atún al horno	136	573
Langosta cocida al agua	136	573
Atún crudo	136	573
Perca al horno	130	546
Cangrejo o buey de mar cocido al agua	128	536

Alimentos	Calorías (kcal/100 g)	Kilojulios (kJ/100 g)
Carpa al horno	127	532
Merlán frito	125	526
Dorada gris o grisácea, cruda	124	520
Rodaballo	122	515
Trucha al vapor	121	508
Venera, vieira y coral, cocida	120	508
Salmonete de roca, guisado	112	471
Anchoa común cruda	109	459
Bígaro cocido	108	456
Pintarroja cocida	105	445
Bogavante cocido al agua	104	440
Berberecho cocido	102,2	427
Carbonero cocido	102	433
Bocina o buccino cocido	98,6	418
Raya al caldo	98,5	418
Rape común o blanco a la plancha	96,6	410
Lucio al horno	96,6	409
Limanda-lenguado, al vapor	96,6	409
Centollo	95	397
Erizo de mar	95	397
Lenguado al vapor	94,5	400
Gamba cocido	93,7	397
Fletán del Atlántico crudo	93,1	394
Merlán al vapor	90,8	385
Rascacio crudo	90,8	384
Esturión[1]	90	378
Lumpo, huevos, semiconserva[2]	88,6	371
Pulpo crudo	85,5	362
San Pedro[1]	85	360
Eperlano crudo	84,9	359
Platija o solla, al vapor	84,3	357
Bacalao común al vapor	82,7	350
Anón ahumado o eglefino ahumado	81,4	345
Juliana o maruca azul, cruda	81,5	345
Raya al horno	80,1	340
Calamar, crudo	79,6	337

Alimentos	Calorías (kcal/100 g)	Kilojulios (kJ/100 g)
Granadero[1]	76	323
Cangrejo de río crudo	74,8	317
Sepia cruda	73,5	312
Lenguado al horno	73	309
Zamburiña	70	292
Almeja, almejón o «clam» cocido al agua	59	250
Ostra hueca cruda	42,1	177
CEREALES		
Harina de avena[1]	389	1643
Pan brioche o vienés	357	1500
Harina de arroz[1]	351	1491
Harina de alforfón[1]	351	1487
Mijo[1]	350	1481
Sorgo[1]	349	1478
Harina de trigo tipo 550[1]	338	1433
Alforfón[1]	336	1425
Quinoa[1]	334	1415
Germen de trigo[2]	329	1387
Avena[1]	326	1378
Cebada[1]	314	1331
Pan de cereales artesanal	301	1270
Centeno[1]	294	1245
Pan, baguette, corriente	286	1210
Pan de molde corriente	281	1190
Pan, baguette o «boule», de campo	273	1160
Pan entero o integral (con harina T150)	269	1140
Pan de centeno, y candeal	269	1130
Pan corriente francés 400g o «boule"	258	1090
Patas alimenticias de huevo cocidas	258	1090
Arroz entero cocido	156	659
Trigo duro precocinado, granos enteros cocidos	155	655
Pastas alimenticias cocidas	151	641
Arroz blanco cocido	135	571

Alimentos	Calorías (kcal/100 g)	Kilojulios (kJ/100 g)
Maíz dulce en espiga cocido[2]	112	474
SETAS		
Shiitake	55	230
Cep	28	117
Chantarela o «girola»	26,1	109
Colmenilla	15	62
Champiñón común	10,4	43
EMBUTIDOS		
Tocino graso, crudo[2]	670	2760
Bloque de foie gras de pato, esterilizado	511	2110
Chicharrones de carnes que no sean cerdo puro (ave…)	424	1750
Salchichón seco	410	1700
Chicharrones de cerdo puro	410	1690
Salchichón seco cerdo puro	405	1680
Paté de hígado de cerdo	346	1430
Paté de campaña	333	1380
Lardon natural, cocido	329	1370
Salchicha de Estrasburgo	287	1190
Merguez, carne de buey y oveja, cocido	283	1180
«Andouillette», frita	276	1150
Paté en empanada	270	1120
Morcilla, frita	261	1080
Paté de hígado de ave	234	970
Jamón crudo	232	966
«Andouille»	221	917
Jamón seco, sin corteza, sin grasa	195	818
Lacón, cocido	144	606
Jamón cocido	121	508
Filete de bacon, cocido	116	488
Jamón cocido superior	114	481
Jamón cocido superior, sin corteza, sin grasa	114	479
Jamón cocido ahumado	101	426
CARNES		
Cerdo, costado, a la brasa	332	1380

Alimentos	Calorías (kcal/100 g)	Kilojulios (kJ/100 g)
Bistec molido 20% mg, crudo	285	1180
Bistec molido 20% mg, cocido	276	1150
Cerdo, costilla, a la parrilla	276	1150
Buey, «pot-au-feu» (cocido), cocido	240	1000
Buey, a la brasa	240	1000
Bistec molido, 15% mg, cocido	239	997
Ternera, costilla, cocido	237	987
Cordero, chuleta a la parrilla	234	977
Bistec molido 10% mg, cocido	210	877
Ternera a fuego lento	198	833
Bistec molido 15% mg, crudo	199	830
Cerdo, filete, magro, asado, cocido	195	815
Buey, falda, cocido	194	814
Cordero, pierna asada	193	808
Buey, entrecot, a la parrilla	192	800
Buey, solomillo bajo, a la parrilla	170	713
Bistec molido 10% mg, crudo	169	705
Caballo, carne, asada	160	673
Cerdo, asado, cocido	159	669
Bistec molido 5% mg, cocido	158	664
Buey, a la «bourguignon», cocido	156	660
Ternera, escalope, cocido	149	629
Ternera, rosbif, asada	140	589
Bistec molido 5% mg, crudo	121	507
Ternera, asada	120	504
PRODUCTOS DE CASQUERÍA		
Lengua, buey, cocida	243	1010
Lengua, ternera, cocido	216	901
Hígado, cordero, cocido	213	895
Riñón de ternera, a la brasa o frito	167	701
Hígado, ternera, cocido	164	691
Riñón, buey, cocido	161	676
Hígado, ave, cocido	155	653
Riñón, cerdo, cocido	144	606
Hígado, ternera, cocido	142	598

Alimentos	Calorías (kcal/100 g)	Kilojulios (kJ/100 g)
Riñón de cordero, a la brasa	141	593
Sesos, cerdo, a la brasa	138	576
Arroz, ternera, a la brasa o frito	127	536
Sesos, cordero, cocido	126	523
Corazón, buey, cocido	94,2	397
AVES		
Gallina, carne y piel, hervida	319	1330
Oca, carne, asada	274	1140
Gallina, carne, hervida	229	957
Paloma, carne, asada	213	887
Pato, magret, cocido en sartén	205	849
Huevo frito, salado	205	849
Pato, carne asada	194	810
Pollo, muslo, carne y piel, asado	190	796
Pava, carne, asada	161	673
Pintada, cruda[3]	151	633
Huevo cocido	141	586
Huevo duro	134	557
Pava, escalope, salteada	127	538
Capón	124	518
Pollo, blanco, sin piel, cocido	121	511
CAZA		
Faisán, carne, asado	238	998
Liebre, en ragú	203	850
Codorniz, carne y piel, cocido	198	830
Corzo asado	174	732
Conejo, carne cocida	165	689
Ciervo y cierva	120	502
Perdiz y perdigón	115	481
QUESOS		
Parmesano	441	1840
Comté	417	1730
Gruyère	414	1720
Beaufort	393	1630
Emmental rayado	381	1580
Roquefort	374	1550
Raclette	367	1520

41

Alimentos	Calorías (kcal/100 g)	Kilojulios (kJ/100 g)
Tomme de montaña o «Tomme de Saboya"	361	1490
Gorgonzola	360	1490
Bleu de Bresse	348	1440
Queso de cabra láctico madurado, con leche cruda (tipo crottin de Chavignol, Picodon, Rocamadour, Sainte-Maure)	340	1410
Brie	337	1400
Reblochon	330	1370
Coulommiers	292	1210
Feta de oveja	272	1130
Camembert alrededor de 20% mg	270	1120
Camembert de leche cruda	267	1110
Mozzarella	259	1080
Queso de cabra fresco, de leche pasteurizada o cruda (tipo crottin fresco o bûchette fresca)	222	924
Brocciu corse, fresco	130	544
PRODUCTOS LÁCTEOS Y CUERPOS GRASOS		
Margarina de 80% mg, en pan	761	3130
Mantequilla sin sal	745	3060
Margarina de 80% mg, de girasol, en barqueta	735	3020
Mantequilla semisalada	732	3010
Mantequilla ligera 39-41% mg	359	1480
Crema fresca 30% mg, espesa, producto sección fresco	301	1240
Crema fresca ligera 15-20% mg, espesa	192	794
Leche de oveja entera	97,6	407
Yogur de leche entera, natural, azucarado	93,4	394
Yogur de leche parcialmente, desnadata o semidesnatada, natural, azucarado	74,2	315
Yogur de leche entera, natural	65	271
Leche de cabra, entera, UHT	64,9	271
Leche entera, UHT	64,6	270
Leche entera pasteurizada	62,9	263

Alimentos	Calorías (kcal/100 g)	Kilojulios (kJ/100 g)
Yogur de leche parcialmente desnatada, natural	47,4	200
Leche semidesnatada, UHT	46	194
Leche semidesnatada pasteurizada	45	189
Leche desnatada pasteurizada	33,4	142
Leche desnatada, UHT	31,5	134
ESPECIAS, AROMATIZANTES, CONDIMENTOS Y HIERBAS AROMÁTICAS		
Adormidera, grano seco[1]	477	1976
Comino, grano	428	1780
Salvia	399,5	1671
Orégano	394,3	1649
Azafrán	360,3	15,07
Estragón	356,8	1492
Cúrcuma molido	354	1430
Cilantro, grano	346	1430
Eneldo seco	342	1420
Curry en polvo	342	1420
Anís en granos	337	1410
Jengibre molido	332	1400
Clavo de girofle molido	323	1351
Chile	318	1330
Laurel	313	1309
Cardamomo molido	311	1309
Pimienta negra molida	304	1280
Tomillo seco	291	1220
Vainilla	288	1204
Satureja // Ajedrea molida	272	1138
Mejorana deshidratada	271	1133
Canela	266	1110
Ginebra, bayas	196	820
Mostaza, salsa condimentaria	165	683
Aceituna negra, entera o deshuesada, en salmuera	162	663
Aceituna verde, entera o deshuesada, en salmuera	145	595
Ajo fresco	131	555
Romero	131	548

Alimentos	Calorías (kcal/100 g)	Kilojulios (kJ/100 g)
Chalote crudo	76,1	323
Menta fresca	48,6	203
Perifolio fresco	48,2	202
Perejil fresco	46,5	194
Cebolla cruda	43,2	182
Cebollino o cebolleta fresca	34,4	145
Albahaca fresca	30,7	128
Cebolla cocida	30,2	127
Alcaparras	29,2	123
Pepinillos en vinagre	27,5	116
Alcaravea común, hojas[1]	26	110
Páprika[1]	19	81
Nuez moscada	0	0
Sal blanca alimenticia, yodada, no fluorada	0	0
Sal blanca alimenticia, no yodada, no fluorada	0	0
Sal marina gris, no yodada, no fluorada	0	0
FRUTAS		
Nuez de pecán	739	3040
Nuez de macadamia	734	3030
Nuez de Brasil	705	2910
Nuez seca, carne verde	698	2880
Piñón de pino	695	2870
Avellana	683	2820
Sésamo, grano	644	2660
Girasol, semilla (pipas)	642	2660
Cacahuete o maní	636	2640
Almendra (con piel)	634	2620
Anacardo, tostado, salado	631	2620
Cacahuete, tostado, salado	613	2540
Pistacho, tostado, salado	604	2510
Nuez de coco, almendra madura, fresca	374	1540
Uva seca	303	1290
Dátil seco, pulpa y piel	282	1200
Higo seco	252	1060
Ciruela pasa	244	1040

Alimentos	Calorías (kcal/100 g)	Kilojulios (kJ/100 g)
Castaña, tostada	236	998
Nuez de kola[1]	228	966
«Marron» (castaña)	175	732
Aguacate, fresco, pulpa	169	695
Ruibarbo cocido, azucarado	131	554
Castaña, cocida al agua	124	523
Plátano fresco, pulpa	93,6	397
Guayaba, esterilizada	87,9	373
Fruta de la pasión fresca, pulpa y pepitas	84,3	353
Casis fresco	73,2	307
Granada fresca, pulpa y pepitas	71,1	301
Cereza	70,8	300
Uva blanca, fresca	70	297
Lichi fresco, pulpa	69,4	294
Caqui fresco, pulpa	67,7	285
Higo fresco	66,8	283
Kumquat[1]	64	270
Mango fresco, pulpa	63,5	296
Uva negra, fresca	62,1	264
Arándano negro fresco	60,2	255
Kiwi fresco, pulpa y semillas	57,7	243
Membrillo fresco	57,7	243
Grosella fresca	55,4	232
Higo chumbo, pulpa y semillas	54,7	230
Melocotón fresco, pulpa y piel	53,4	225
Manzana fresca, pulpa y piel	53,2	225
Pera fresca, pulpa y piel	53	224
Piña fresca, pulpa	52,6	223
Albaricoque	49,1	208
Ciruela reina-claudia, fresca	48,7	206
Mandarina o clementina fresca, pulpa	48,5	205
Naranja fresca, pulpa	46,5	197
Zarzamora, fresca	45,4	190
Frambuesa	45,1	188
Naranja, zumo exprimido casero	43,5	185
Papaya fresca, pulpa	43,3	183

Alimentos	Calorías (kcal/100 g)	Kilojulios (kJ/100 g)
Grosella espinosa fresca	40,3	169
Pomelo (llamado pamplemusa), fresco, pulpa	35,9	152
Arándano rojo americano o «cranberry"[1]	35	149
Arándano rojo[1]	35	148
Limón fresco, pulpa	34,3	146
Sandía fresca, pulpa	34	144
Melón fresco, pulpa	32,1	136
Fresa	28,5	120
Limón, zumo exprimido casero	27,6	118
VERDURAS		
Tapioca cruda[3]	357	1525
Patata frita o frita cocida, sin sal	254	1060
Concentrado de tomate	91,5	386
Batata cocida	79,1	334
Topinambur cocido	71,2	300
Chirivía[1]	59	249
Salsifí cocido	46,3	196
Remolacha roja cocida	43,4	183
Alcachofa cocida	43,1	180
Col de Bruselas cocida	41,2	174
Zanahoria cruda	36,3	153
Berenjena cocida	35,2	148
Apionabo cocido	35	146
Col roja cruda	32,8	138
Potimarrón, pulpa cruda[3]	31	133
Espárrago cocido	29,7	125
Brócoli cocido	28,7	120
Zanahoria cocida	27,7	117
Espinaca cocida	26,8	112
Pimiento verde, amarillo o rojo, crudo	26,7	112
Coliflor cocido	25,2	106
Puerro cocido	24,6	103
Acedera cocida al agua	21,7	91,7
Nabo cocido	21,4	89,8
Cardo cocido	21,3	89,4
Berro de agua crudo	21,2	91,7

Alimentos	Calorías (kcal/100 g)	Kilojulios (kJ/100 g)
Acelga cocida	20,6	86,2
Col verde cocida	20,3	84,5
Calabaza[1]	20	83
Calabacín, pulpa y peil, cocido	19,2	80,7
Endivia cocida	17,9	75,2
Rábano negro crudo	17,8	74,8
Endivia cruda	17,4	73,2
Tomate crudo	16,4	68,8
Ensalada verde, sin aderezar	15,5	65,3
Hinojo cocido al agua	15,5	64,8
Zapallo cocido	13,6	57,2
Apio rama cocido	13,2	55,3
Rábano rojo crudo	13,1	55
Pepino crudo, pulpa	12	50,4
LEGUMINOSAS		
Soja, germen seco[1]	329	1376
Garbanzo cocido	139	588
Tofu	125	521
Lenteja cocida	112	474
Judía blanca cocida	104	437
Guisante cocido	70,8	297
Haba cocida	60,6	254
Semillas germinadas, brotes de soja	43,8	183
Judía verde cocida	33,3	140
ACEITES Y VINAGRES		
Aceite de colza	900	3700
Aceite de girasol	900	3700
Aceite de hígado de bacalao	900	3700
Aceite de nuez	900	3700
Aceite de semillas de uva	899	3700
Aceite de soja	899	3700
Aceite de oliva virgen	899	3700
Aceite de maíz	897	3690
Aceite de cacahuete	895	3680
Vinagre	22,8	98
CHOCOLATES, AZÚCARES, MIELES Y PRODUCTOS DE COLMENA		
Chocolate blanco, tableta	551	2300

Alimentos	Calorías (kcal/100 g)	Kilojulios (kJ/100 g)
Chocolate con leche, tableta	545	2280
Chocolate negro, 40% de cacao mínimo de repostería o comer	526	2190
Cacao, sin azúcar, polvo soluble	404	1510
Miel	327	1390
Azúcar blanco	398	1690
Azúcar moreno	387	1650
Gelatina royal	140	585
CAFÉS, TÉS		
Achicoria y café, polvo soluble	385	1510
Café con leche, café crema o cappuccino, sin azúcar	24,5	103
Café expresso, sin azúcar	1,85	7,75
Café descafeinado, sin azúcar	1,34	5,62
Café negro, sin azúcar	0,488	2,07
Té infusionado, sin azúcar	0,3	1,27
VINOS, CERVEZAS, AGUAS		
Champán	81,7	340
Vino tinto 11°	78,2	326
Vino blanco 11°	77,3	322
Vino tinto 13°	73,3	304
Vino blanco espumoso	72,1	300
Vino rosado 11°	70,6	293
Cerveza fuerte, > 8° alcohol	62	259
Cerveza negra	35,3	148
Cerveza sin alcohol, < 1,2° alcoohol	26	110
Agua de grifo	0	0
Agua mineral (alimento medio)	0	0
Agua mineral con gas (alimento medio)	0	0
Agua mineral sin gas (alimento medio)	0	0

Los datos de los alimentos proceden de la Tabla de composición nutricional de los alimentos Ciqual 2013, con la excepción de:
1. SOUCI/FACHMAN/KRAUT
2. Afssa 2008
3. Tabla de composición nutricional de los alimentos Ciqual 1995

PROTEÍNAS
o «prótidos»

→ 1g = 4 kcal

Para tener una alimentación equilibrada, es importante asociar las proteínas animales y vegetales.

SU PAPEL

- Siendo componentes básicos de todas las células vivas de todos los organismos vivos, permiten que nuestro cuerpo se fabrique, crezca y se renueve.
- Son, por ejemplo, componentes indispensables para nuestros músculos, huesos, piel…

LOS APORTES NUTRICIONALES

Las necesidades en proteínas de una persona varían en función de su edad, de su sexo y de su actividad física.

EN CASO DE INSUFUCIENCIA

- Fatiga
- Caída del pelo
- Pérdida de visión
- Uñas quebradizas
- Osteoporosis
- Atrofia muscular
- Infecciones repetidas

Fuentes principales	
Proteínas animales	Proteínas vegetales
Carnes, pescados, huevos, productos lácteos, marisco. Las proteínas animales son denominadas «completas» ya que contienen todos los aminoácidos indispensables.	Cereales, leguminosas, pan. Las proteínas vegetales no contienen todos los aminoácidos indispensables.

Aporte en proteínas por familias de alimentos

Alimentos	Proteínas
ALGAS	
Nori, crudo	17
Arame, crudo	10
Hiziki, crudo	8
Kombu, crudo	6
Lechuga de mar, cruda	6
Dulse	5,8
Wakame	3
Agar agar, polvo	2,7
Salicornia, cruda	1
PESCADOS, MARISCO (CONCHAS) Y CRUSTÁCEOS	
Sardina a la plancha	30
Atún al horno	29,9
Mero	27
Anchoa, filetes en aceite, semiconserva, escurrido	26,4
Langosta cocida al agua	26,4
Bacalao salado, escalfado	26
Pintarroja cocida	25,4
Caviar, semiconserva	25
Mújol al horno	24,8
Perca al horno	24,7
Sardina en aceite de oliva, conserva, escurrido	24,3
Anguila al horno	23,7
Atún crudo	23,7
Caballa frita	23,6
Lubina o lobina, al horno	23,6
Trucha de criadero, ahumada	23,4
Venera, vieira y coral, cocida	23,2
Salmonete de roca, estofado	23,2
Raya al caldo	23,2
Merlán frito	23,1
Carbonero cocido	23,1
Pez espada al horno	22,9
Salmón al vapor	22,7
Rodaballo al horno	22,7
Rape común o blanco a la plancha	22,7
Bogavante cocido al agua	22,1

Alimentos	Proteínas
Salmón ahumado	21,8
Lucio al horno	21,5
Camarón cocido	21,4
Merluza, estofada	21,2
Fletán del Atlántico crudo	21,1
Merlán al vapor	20,9
Limanda-lenguado, al vapor	20,6
Bocina o buccino cocido	20,5
Carpa al horno	20,4
Lenguado al vapor	20,3
Berberecho cocido	20,2
Arenque a la plancha	20,1
Dorada gris o grisácea, cruda	20,1
Anchoa común cruda	19,4
Cangrejo o buey de mar hervido	19,3
Trucha al vapor	19
Anón ahumado o eglefino ahumado	19
Platija o solla, al vapor	19
Rascacio crudo	19
Caballa, filete al vino blanco, esterilizado, escurrido	18,9
Raya al horno	18,9
Juliana o maruca azúl, cruda	18,8
Bacalao común al vapor	18,6
San Pedro[1]	18,2
Esturión[1]	18,1
Pulpo crudo	17,9
Granadero[1]	17,5
Eperlano crudo	17,4
Mejillón cocido al agua	17,1
Arenque ahumado	16,5
Sepia cruda	16,1
Calamar crudo	16
Centollo	16
Lenguado al horno	16
Bígaro cocido	15,4
Cangrejo de río crudo	15,2
Erizo de mar	15
Zamburiña	15

Alimentos	Proteínas
Eglefino empanado, frito	14,7
Lumpo, huevos semiconserva [2]	11,2
Langostino, empanado, frito	9,4
Almeja, almejón o «clam» cocido al agua	6,8
Ostra hueca cruda	6,36
CEREALES	
Germen de trigo[2]	26,6
Quinoa[1]	14,8
Harina de avena[1]	14,2
Harina de alforfón[1]	11,7
Cebada[1]	11,2
Sorgo[1]	11,1
Avena[1]	10,7
Mijo[1]	10,6
Harina de trigo tipo 550[1]	10,6
Alforfón[1]	9,77
Centeno[1]	9,5
Pan de cereales artesanales	9,34
Pan, baguette, corriente	9,33
Pan, entero o integral (con harina T150)	9,04
Pan, baguette o «boule», de campo	8,89
Pan brioche o vienés	8,2
Pan de molde corriente	8,2
Pan de centeno, y candeal	8,15
Pan corriente francés 400g o «boule»	7,54
Harina de arroz[1]	7,2
Pastas alimenticias de huevo cocidas	5,8
Trigo duro precocinado, granos enteros cocidos	5,1
Pastas alimenticias cocidas	4,85
Arroz entero cocido	3,5
Maíz dulce en espiga cocido[2]	3,32
Arroz blanco cocido	
CHAMPIÑONES	
Cep	3
Chantarela o «girola»	2,4
Colmenilla	2,1
Shiitake	1,56
Champiñón común	1,49

PROTEÍNAS

Alimentos	Proteínas
EMBUTIDOS	
Jamón seco, sin corteza, sin grasa	26,6
Salchichón seco	26,5
Salchichón seco cerdo puro	26,2
«Andouillette», frita	24,5
Jamón crudo, ahumado	24
Lardon natural, cocido	23,8
Filete de bacon, cocido	23
Jamón crudo	21,1
Jamón cocido superior	21,1
Jamón cocido superior, sin corteza, sin grasa	20,9
Lacón, cocido	20,6
Merguez, buey y oveja, cocido	19,8
Jamón cocido, ahumado	19
«Andouille»	18,4
Jamón cocido	17,9
Chicharrones de carnes que no sean cerdo puro (ave…)	15,1
Morcilla, frita	14,8
Paté de campaña	14,7
Chicharrones cerdo puro	14,2
Salchicha de Estrasburgo	12,5
Paté de hígado de ave	11,9
Paté en empanada	11,9
Paté de hígado de cerdo	10,6
Morcilla blanca, frita	10,1
Tocino graso, crudo[2]	10
Bloque de foie gras de pato, esterilizado	9
CARNES	
Buey, a la brasa	32,1
Ternera, escalope, cocida	31
Ternera, a fuego lento	30,8
Buey, a la «bourguignon», cocido	30
Caballo, carne, asada	28,1
Buey, falda, cocido	27,6
Buey, bistec, a la parrilla	27,6
Cerdo, filete, magro, asado, cocido	27,5
Buey, rosbif, asado	26,4
Bistec molido 5% mg, cocido	26,3

53

Alimentos	Proteínas
Bistec molido 10% mg, cocido	26,1
Bistec molido 20% mg, cocido	25,8
Cerdo, costilla, a la parrilla	25,8
Cordero, chuleta a la parrilla	25,7
Ternero ,costilla, cocido	25,2
Cordero, pierna asada	23,8
Cerdo, asado, cocido	23,8
Bistec molido 15% mg, cocido	23,6
Cerdo costado, a la brasa	23,1
Buey, solomillo bajo, a la parrilla	23
Buey, entrecot, a la parrilla	22
Beuy, asado	21
Bistec molido 10% mg, crudo	20,6
Bistec molido 5% mg, crudo	19,6
Bistec molido 15% mg, crudo	18,7
Bistec molido 20% mg, crudo	16,8
PRODUCTOS DE CASQUERÍA	
Hígado, ternera, cocido	27,4
Riñón, buey, cocido	27,1
Hígado, cordero, cocido	26,4
Riñón de buey, a la brasa o frito	26
Hígado, ternera, cocido	25
Hígado, ave, cocido	24,7
Riñón de cordero, a la brasa	24,1
Lengua, ternera, cocida	23,4
Lengua, buey, cocida	22,6
Mollejas, ternera, a la brasa o fritas	21,8
Corazón, buey, cocido	16,3
Sesos, cerdo, a la brasa	12,1
Sesos, cordero, cocido	10,8
AVES	
Gallina, carne, hervida	30,4
Oca, carne, asada	29,1
Pava, escalope, salteada	28,5
Pato, magret, cocido en sartén	26,7
Pava, carne, asada	26,4
Pollo, blanco, sin piel, cocido	26,2
Pollo, muslo, carne y piel, asado	26
Gallina, carne y piel, hervida	25,4

Alimentos	Proteínas
Paloma, carne, asada	2,9
Pato, carne, asado	23,3
Pintada, cruda[3]	23,3
Capón	22
Huevo duro	13,5
Huevo frito, salado	12,7
Huevo hervido	12,3
CAZA	
Corzo asado	32,6
Faisán, carne, asado	32,1
Liebre, en ragú	30
Codorniz, carne y piel, cocida	25,1
Perdiz y perdigón	25
Conejo, carne cocida	20,5
Ciervo y cierva	20
QUESOS	
Parmesano	39,4
Emmental	28,2
Comté	28,1
Emmental rayado	27,8
Gruyère	27,2
Beaufort	26,6
Raclette	25
Cantal, salers o laguiole	24,7
Tomme de montaña o «Tomme de Saboya»	22,6
Camembert aprox. 20% mg	22,4
Queso de cabra láctico madurado, con leche cruda (tipo crottin de Chavignol, Picodon, Rocamadour, Sainte-Maure)	20,9
Reblochon	20,8
Camembert de leche cruda	20,4
Mozzarella	19,9
Bleu d'Auvergne	19,7
Brie	19,6
Gorgonzola	19,4
Coulommiers	19,4
Roquefort	19,1
Bleu de Bresse	17,9
Feta de oveja	15,5

Alimentos	Proteínas
Queso de cabra fresco, de leche pasteurizada o cruda (tipo crottin fresco o bûchette fresca)	13,8
Brocciu corse, fresco	9
PRODUCTOS LÁCTEOS Y CUERPOS GRASOS	
Mantequilla ligera 39-41% mg	7
Leche de oveja entera	5
Yogur de leche entera, natural	4,04
Yogur de leche parcialmente desnatada, natural	4,01
Yogur de leche parcialmente desnatada o semidesnatada, natural, azucarado	3,51
Leche desnatada pasteurizada	3,4
Yogur de leche entera, natural, azucarado	3,31
Leche semidesnatada, UHT	3,3
Leche semidesnatada pasteurizada	3,3
Leche desnatada, UHT	3,28
Leche entera pasteurizada	3,2
Leche entera, UHT	3,2
Leche de cabra, entera, UHT	3,15
Crema fresca ligera 15-20% mg, espesa	2,9
Crema fresca 30% mg, espesa, producto sección fresco	2,26
Mantequilla sin sal	0,7
Mantequilla semi-salada	0,7
Margarina de 80% mg, en pan	0,0667
Margarina de 80% mg, de girasol, en barqueta	0,05
ESPECIAS, AROMATIZANTES, CONDIMENTOS Y HIERBAS AROMÁTICAS	
Adormidera, grano seco[1]	23,8
Estragón	22,8
Eneldo seco	20
Comino, grano	17,8
Anís en grano	17,6
Curry en polvo	12,7
Mejorana deshidratada	12,6
Cilantro, en grano	12,4
Chile	12
Azafrán	11,7
Orégano	11
Pimienta negra molida	10,9

Alimentos	Proteínas
Cardamomo molido	10,7
Salvia	10,6
Jengibre molido	8,98
Ajo fresco	7,9
Cúrcuma molida	7,8
Laurel	7,6
Mostaza, salsa condimentaria	7,08
Satureja // Ajedrea molida	6,7
Tomillo seco	6,07
Clavo de girofle molido	5,9
Alcaravea común, hojas[1]	4,9
Canela	3,96
Menta fresca	3,61
Romero	3,3
Perifolio fresco	3,3
Albahaca fresca	3,12
Perejil fresco	3
Alcaparras	2,48
Cebollino o cebolleta fresco	2,3
Chalote crudo	1,9
Cebolla cruda	1,25
Pepinillo en vinagre	1,2
Paprika	1,08
Cebolla cocida	1,04
Aceituna verde, entera o deshuesada, en salmuera	1,02
Aceituna negra, entera o deshuesada, en salmuera	0,92
Sal blanca alimenticia, iodada, no fluorada	0
Sal blanca alimenticia, no iodada, no fluorada	0
Sal marina gris, no iodada, no fluorada	0
Vainilla	0
FRUTAS	
Cacahuete, tostado, salado	27,3
Cacahuete o maní	25,9
Almendra (con piel)	25,4
Pistacho, tostado, salado	24,9
Girasol, semilla (pipas)	20,2
Anacardo, tostado, salado	19,8

57

Alimentos	Proteínas
Sésamo, grano	17,7
Avellana	16,4
Nuez seca, carne verde	14,7
Nuez de Brasil	14,1
Piñón de pino	13,7
Nuez de pecán	9,3
Nuez de macadamia	7,91
Nuez de kola[1]	6,28
Nuez de coco, almendra madura, fresca	3,64
Higo seco	3,37
Castaña, tostada	3,17
Pasa	2,99
Dátil seco, pulpa y piel	2,7
Ciruela pasa	2,36
Fruta de la pasión, fresca, pulpa y pepitas	2,2
«Marron» (castaña)	2
Castaña, cocida al agua	2
Aguacate, fresco, pulpa	1,8
Frambuesa	1,4
Cereza	1,3
Higo fresco	1,3
Plátano fresco, pulpa	1,2
Kiwi fresco, pulpa y semillas	1,1
grosella fresca	1,1
Granada fresca, pulpa y pepitas	1,06
Naranja fresca, pulpa	0,957
Melocotón fresco, pulpa y piel	0,903
Ruibarbo cocido, azucarado	0,9
Casis fresco	0,9
Albaricoque	0,9
Zarzamora, fresca	0,9
Grosella espinosa fresca	0,893
Lichi fresco, pulpa	0,815
Mandarina o clementina fresca, pulpa	0,8
Ciruela reina-claudia, fresca	0,8
Limón fresco, pulpa	0,8
Pomelo (llamado pamplemusa), fresco, pulpa	0,8
Higo chumbo, pulpa y semillas	0,75
Fresa	0,75

Alimentos	Proteínas
Melón fresco, pulpa	0,71
Mango fresco, pulpa	0,7
Kumquat[1]	0,65
Arándano negro fresco	0,647
Naranja, zumo exprimido casero	0,633
Caqui fresco, pulpa	0,627
Sandía fresca, pulpa	0,603
Uva blanca, fresca	0,6
Papaya fresca, pulpa	0,557
Uva negra, fresca	0,5
Piña fresca, pulpa	0,4
Guayaba, esterilizada	0,4
Pera fresca, pulpa y piel	0,385
Membrillo fresco	0,367
Arándano rojo americano o «cranberry»[1]	0,35
Limón, zumo exprimido casero o natural	0,317
Manzana fresca, pulpa y piel	0,31
Arándano rojo[1]	0,28
VERDURAS	
Patata frita o frita cocida, sin sal	4,6
Concentrado de tomate	3,27
Espinaca cocida	2,97
Alcachofa cocida	2,9
Rábano negro crudo	2,8
Salsifí cocido	2,73
Espárrago cocido	2,68
Col de Bruselas cocida	2,55
Remolacha roja cocida	2,3
Brócoli cocido	2,1
Calabaza	2,03
Patata cocida al agua	2
Topinambur cocido	2
Acelga cocida	1,88
Coliflor cocida	1,84
Acedera cocida al agua	1,83
Batata cocida	1,69
Col roja cruda	1,61
Berro de agua crudo	1,6
Col verde cocido	1,36

Alimentos	Proteínas
Chirivía[1]	1,31
Potimarrón, pulpa cruda[3]	1,2
Calabacín, pulpa y piel, cocida	1,14
Hinojo cocido al agua	1,13
Endivia cruda	1,03
Apionabo cocido	0,96
Pimiento verde, amarillo o rojo, crudo	0,9
Berenjena cocida	0,83
Puerro cocido	0,81
Zanahoria cruda	0,803
Tomate crudo	0,8
Zanahoria cocida	0,76
Rábano rojo crudo	0,76
Nabo cocido	0,71
Ensalada verde, sin aderezar	0,7
Endivia cocida	0,6
Cardo cocido	0,6
Zapallo cocido	0,6
Pepino crudo, pulpa	0,59
Tapioca cruda[1]	0,5
LEGUMINOSAS	
Soja, germen seco[1]	38,2
Tofu	11,5
Garbanzo cocido	8,86
Judía blanca cocida	8,42
Lenteja cocida	8,1
Guisante cocido	5,18
Haba cocida	5,1
Semillas germinadas, brotes de soja	4
Judía verde cocida	1,35
ACEITES Y VINAGRES	
Vinagre	0,133
Aceite de cacahuete	0
Aceite de colza	0
Aceite de hígado de bacalao	0
Aceite de maíz	0
Aceite de nuez	0
Aceite de oliva virgen	0
Aceite de semillas de uva	0

Alimentos	Proteínas
Aceite de soja	0
Aceite de girasol	0
CHOCOLATES, AZÚCARES, MIELES Y PRODUCTOS DE LA COLMENA	
Cacao, sin azúcar, polvo soluble	19,8
Gelatina Royal	12
Chocolate blanco, tableta	8
Chocolate con leche, tableta	7,68
Chocolate negro, 40% de cacao mínimo, para repostería o para comer	4,9
Miel	0,395
Azúcar moreno	0,12
Azúcar blanco	0
CAFÉS Y TÉS	
Achicoria y café, polvo soluble	11,5
Café con leche, café crema o cappuccino, sin azúcar	1,68
Café expresso, sin azúcar	0,26
Café descafeinado, sin azúcar	0,2
Café negro, sin azúcar	0,107
Té infusionado, sin azúcar	0,075
VINOS, CERVEZAS, AGUAS	
Cerveza fuerte, > 8° alcohol	0,4
Champán	0,3
Cerveza negra	0,3
Cerveza sin alcohol, < 1,2° alcohol	0,25
Vino blanco espumoso	0,167
Vino blanco rosado 11°	0,15
Vino tinto 13°	0,1
Vino blanco 11°	0,076
Vino tinto 11°	0,066
Agua del grifo	0
Agua mineral (alimento medio)	0
Agua mineral con gas (alimento medio)	0
Agua mineral sin gas (alimento medio)	0

Los datos de los alimentos proceden de la Tabla de composición nutricional de los alimentos Ciqual 2013, con la excepción de:
1. SOUCI/FACHMAN/KRAUT
2. Afssa 2008
3. Tabla de composición nutricional de los alimentos Ciqual 1995

GLÚCIDOS
o «hidratos de carbono» (azúcares)

→ 1 g = 4 kcal

Distinguimos:
- **Los glúcidos simples,** que contienen una sola molécula como la glucosa, la fructosa (azúcar de la miel, de las frutas); los glúcidos simples, que contienen dos moléculas como la sacarosa que es el azúcar de mesa (glucosa + fructosa), la lactosa que es el azúcar natural de la leche y de los productos lácteos (galactosa + glucosa)… Los glúcidos simples, que son rápidamente absorbidos en la sangre, pueden darnos el «latigazo» que necesitamos. Este es seguido a menudo de una sensación de fatiga. Si se consumen en exceso, pueden transformarse en lípidos y acumularse, lo que al final se convierte en exceso de peso. Los glúcidos simples aportan el sabor «dulce» a los alimentos, no los glúcidos complejos…
- **Los glúcidos complejos** (almidón de los cereales, pan, patatas…) están constituidos por una cadena más o menos larga de glucosa, y que se difunde lentamente en la sangre y por lo tanto ayudan «a aguantar» entre las comidas. El aporte de glúcidos que se hace progresivamente en el organismo permite un energético de larga duración.

Definimos cada vez más los glúcidos según su poder endulzante (índice glucémico).
El índice glucémico permite clasificar los alimentos en función de la elevación de la glucemia que producen cuando son consumidos. Cuanto mayor es el índice glucémico, más cantidad de azúcar llevan los alimentos y, por tanto, mayor es el nivel de glucosa. Esto provoca de inmediato una fuerte secreción de insulina, cuyo papel es bajar las tasas de azúcar.

SU PAPEL
Son la fuente de energía de todos los músculos, del sistema nerviosos y particularmente del cerebro.

LOS APORTES NUTRICIONALES ACONSEJADOS

Las necesidades en glúcidos para una persona varían en función de su edad, de su sexo y de su actividad física.

EN CASO DE APORTES INSUFICIENTES

- Debilitamiento general.
- Un aporte insuficiente en glúcidos lleva a que el organismo busque sus calorías en otro lado (en las reservas de lípidos principales).
- La hipoglucemia es una disminución de glucosa (azúcar) en la sangre: cuando la tasa baja, esto provoca una descarga de adrenalina (sustancia que juega el papel de hormona y de neurotransmisor) que conlleva diversos trastornos (sudores, irritabilidad, taquicardia, calambres musculares, debilidad, dolores de cabeza, trastornos visuales, perdida de consciencia).

Fuentes principales	
Glúcidos simples	Glúcidos complejos (almidón)
Azúcares de mesa Frutas Miel Galletas Mermeladas Chocolate Pastelitos Helados Caramelos	Pan Cereales Leguminosas Patatas Pasta Castañas Frutos secos

Aporte en glúcidos por familia de alimentos

Alimentos	Glúcidos (g/100)
ALGAS	
Arame, crudo	70
Hiziki, crudo	56
Kombu, crudo	56
Lechuga de mar, crudo	56
Nori, crudo	36
Wakame	9,1
Dulse	5,1
Salicornia, cruda	3
Agar agar, polvo	0,5
PESCADOS, MARISCO (CONCHAS) Y CRUSTÁCEOS	
Langostino, empanado, frito	25,2
Eglefino empanado, frito	12
Bígaro cocido	8,81
Mejillón cocido al agua	7,4
Almeja, almejón o «clam» cocido al agua	5,7
Venera, vieira y coral, cocida	3,22
Langosta cocida al agua	3,11
Berberecho cocido	3,1
Zamburiña	3
Bocina o buccino cocido	2,79
Caviar, semiconserva	2,5
Cangrejo de río	1,7
Pulpo crudo	1,45
Centollo	1
Lumpo, huevos semiconserva[2]	1
Ostra hueca cruda	0,795
Sepia cruda	0,7
Calamar, crudo	0,6
Cangrejo o buey de mar cocido al agua	0,5
Bogavante cocido al agua	0,3
Anchoa, filetes en aceite, semiconserva, escurrido	trazas
Anguila al horno	trazas
Lubina o lobina, al horno	trazas
Lucio al horno	trazas
Bacalao común al vapor	trazas
Carpa al horno	trazas

Alimentos	Glúcidos (g/100)
Dorada gris o grisácea, cruda	trazas
Eperlano crudo	trazas
Pez espada al horno	trazas
Fletán del Atlántico crudo	trazas
Anón ahumado o eglefino ahumado	trazas
Arenque ahumado	trazas
Arenque a la plancha	trazas
Juliana o maruca azúl, cruda	trazas
Carbonero cocido	trazas
Limanda-lenguado, al vapor	trazas
Rape común o blanco a la plancha	trazas
Caballa frita	trazas
Caballa, filete al vino blanco, esterilizada, escurrido	trazas
Merlán al vapor	trazas
Merlán frito	trazas
Merluza, asada	trazas
Bacalao salado, escalfado	trazas
Mújol al horno	trazas
Perca al horno	trazas
Platija o solla, al vapor	trazas
Raya al caldo	trazas
Raya al horno	trazas
Rascacio crudo	trazas
Salmonete de roca, estofado	trazas
Pintarroja cocida	trazas
Sardina con aceite de oliva, conserva, escurrida	trazas
Sardina a la plancha	trazas
Salmón al vapor	trazas
Salmón ahumado	trazas
Lenguado al vapor	trazas
Lenguado al horno	trazas
Atún crudo	trazas
Atún al horno	trazas
Trucha al vapor	trazas
Trucha de criadero, ahumado	trazas
Rodaballo al horno	trazas
Anchoa común cruda	0
Camarón cocido	0

Alimentos	Glúcidos (g/100)
CEREALES	
Harina de arroz[1]	79,6
Harina de trigo tipo 550[1]	72
Alforfón	71
Harina de alforfón[1]	70,7
Sorgo[1]	69,7
Mijo[1]	68,8
Harina de avena[1]	67,9
Cebada[1]	63,3
Centeno[1]	60,7
Quinoa[1]	58,5
Pan, baguette, corriente	56,6
Avena[1]	55,7
Pan, baguette o «boule», de campaña	53,8
Pan corriente francés 400g o «boule»	52,3
Pan de cereales artesanal	50,9
Pan completo o integral (con harina T150)	50,6
Pan de centeno, y candeal	49,8
Pan brioche o vienés	49,5
Pan de molde corriente	49,2
Germen de trigo[2]	35,3
Pastas alimenticias de huevo cocidas	31,8
Arroz completo cocido	31,7
Trigo duro precocido, granos enteros cocidos	30,4
Pastas alimenticias, cocidas	29,7
Arroz blanco cocido	28,7
Maíz dulce en espiga cocido[2]	21,8
CHAMPIÑONES	
Shitake	14
Cep	4
Chanterela o «girola»	3
Colmenilla	0,5
Campiñón común	0,3
EMBUTIDOS	
Paté en empanada	11,8
Paté de hígado de ave	6
Morcilla blanca, frita	5,63
Paté de campaña	3,47

Alimentos	Glúcidos (g/100)
Paté de hígado de cerdo	2,3
Lardon natural, cocido	2
Salchichón seco cerdo puro	< 1,9
Morcilla, frita	1,8
Jamón seco, sin corteza, sin grasa	1,77
Jamón cocido	1,26
Salchichón seco	1,23
Lacón , cocido	1,1
Salchicha de Estrasburgo	1
«Andouillette», frita	1
Bloque de foie gras de pato, esterilizado	0,85
Filete de bacon, cocido	0,7
Jamón cocido superior	0,6
Jamón crudo	0,45
Jamón cocido, ahumado	0,45
Jamón cocido superior, sin corteza, sin grasa	0,425
«Andouille»	0,3
Merguez, carne de buey y oveja, cocido	0,215
Chicharrones de carnes que no sean cerdo puro (ave…)	0,117
Chicharrones cerdo puro	0,1
Jamón crudo, ahumado	0,1
Tocino graso, crudo[2]	0
CARNES	
Cerdo, asado, cocido	1,1
Cordero, chuleta a la parrilla	trazas
Cordero, pierna asada	trazas
Buey, a la «bourguignon», cocido	trazas
Buey, bistec, a la parrilla	trazas
Buey, a la brasa	trazas
Buey, entrecot, a la parrilla	trazas
Buey, solomillo bajo, a la parrilla	trazas
Buey, costado, a la parrilla	trazas
Buey, rosbif, asado	trazas
Caballo, carne, asada	trazas
Cerdo, filete, magro, asado, cocido	trazas
Cerdo, costado, a la brasa	trazas
Bistec molido 20% mg, crudo	trazas

Alimentos	Glúcidos (g/100)
Bistec molido 20% mg, cocido	trazas
Bistec molido 15% mg, crudo	trazas
Bistec molido 15% mg, cocido	trazas
Bistec molido 10% mg, crudo	trazas
Bistec molido 10% mg, cocido	trazas
Bistec molido 5% mg, crudo	trazas
Bistec molido 5% mg, cocido	trazas
Ternera, costilla, cocida	trazas
Ternera, escalope, cocido	trazas
Ternera, a fuego lento	trazas
Ternera, asado	trazas
Buey, «pot-au-feu» (cocido), cocido	0
Cerdo, costilla, a la parrilla	0
PRODUCTOS DE CASQUERÍA	
Hígado, cordero, cocido	6,49
Lengua, buey, cocido	3,03
Hígado, ternera, cocido	1,57
Hígado, ternera, cocido	1,26
Sesos, cerdo, a la brasa	1,07
Corazón, buey, cocido	0,91
Sesos, cordero, cocido	0,8
Hígado, ave, cocido	0,17
Molleja, ternera, a la brasa o fritas	trazas
Riñón, buey, cocido	trazas
Riñón, cerdo, cocido	trazas
Lengua, ternera, cocido	0
Riñón de cordero, a la brasa	0
Riñón de ternera, a la brasa o frito	0
AVES	
Huevo frito, salado	2,43
Huevo hervido	0,8
Huevo duro	0,52
Pato, magret, cocinado en sartén	trazas
Pato, carne asada	trazas
Pava, escalope, salteado	trazas
Pava, carne, asada	trazas
Oca, carne, asada	trazas
Paloma, carne, asada	trazas

Alimentos	Glúcidos (g/100)
Gallina, carne y piel, hervida	trazas
Gallina, carne, hervida	trazas
Pollo, muslo, carne y piel, asado	trazas
Pollo, blanco, sin piel, cocido	trazas
Pintada, cruda[3]	0
CAZA	
Ciervo y cierva	1
Codorniz, carne y piel, cocida	trazas
Corzo asado	trazas
Faisán, carne, asada	trazas
Conejo, carne cocida	trazas
Liebre, en ragú	trazas
QUESOS	
Beaufort	3,71
Brocciu corse, fresco	3,5
Queso de cabra fresco, de leche pasteurizada o cruda (tipo crottin fresco o bûchette fresca)	2,3
Brie	2,2
Parmesano	1,87
Roquefort	1,78
Gruyère	1,4
Bleu d'Auvergne	1,4
Feta de oveja	1,4
Camembert de leche cruda	1,22
Queso de cabra láctico madurado, con leche cruda (tipo crottin de Chavignol, Picodon, Rocamadour, Sainte-Maure)	1,06
Raclette	0,687
Mozzarella	0,4
Camembert alrededor 20% mg	0,376
Tomme de montaña o «Tomme de Saboya»	0,234
Cantal, salers o laguiole	0,184
Gorgonzola	0,1
Reblochón	0,094
Emmental rayado	0,05
Coulommiers	trazas
Comté	0
Emmental	0

69

Alimentos	Glúcidos (g/100)
PRODUCTOS LÁCTEOS Y CUERPOS GRASOS	
Yogur de leche parcialmente desnatada o semidesnatada, natural, azucarado	12,7
Yogur de leche entera, natural, azucarado	12,6
Leche de oveja entera	5,27
Yogur de leche parcialmente desnatada, natural	4,93
Leche semidesnatada, UHT	4,83
Leche desnatada pasteurizada	4,68
Leche entera, UHT	4,67
Leche entera pasteurizada	4,62
Leche semidesnatada pasteurizada	4,56
Leche de cabra, entera, UHT	4,35
Leche desnatada, UHT	4,32
Crema fresca ligera 15-20% mg, espesa	4,25
Crema fresca 30% mg, espesa, producto sección fresco	2,8
Yogur de leche entera, natural	2,63
Mantequilla ligera 39-41% mg	1
Mantequilla sin sal	< 1
Mantequilla semisalada	< 1
Margarina de 80% mg, de girasol, en barqueta	0,2
Margarina de 80% mg, en pan	0,167
ESPECIAS, HIERBAS AROMÁTICAS, CONDIMENTOS Y AROMATIZANTES	
Laurel	74,9
Satureja // Ajedrea molida	68,7
Cardamomo molido	68,4
Azafrán	65,4
Cúrcuma molido	64,9
Orégano	64,4
Clavo de girofle molido	61,2
Salvia	60,7
Mejorana deshidratada	60,5
Jengibre molido	57,5
Chile	56,6
Eneldo seco	55,8
Estragón	50,2
Anís en granos	50
Pimienta negra molida	44,5

Alimentos	Glúcidos (g/100)
Tomillo seco	41,7
Canela	36,6
Ginebra, bayas	35
Comino, grano	33,7
Curry en polvo	25,2
Ajo fresco	21,5
Romero	20,7
Chalote crudo	15,9
Cilantro, grano	13
Vainilla	13
Cebolla cruda	7,37
Perifolio fresco	6,47
Cebolla cocida	5,36
Perejil fresco	4,57
Cebollino o cebolleta fresca	4,42
Adormidera, grano seco[1]	4,2
Menta fresca	3,37
Pepinillo en vinagre	3
Paprika	2,91
Mostaza, salsa condimentaria	2,38
Alcaparras	2,1
Aceituna negra, entera o deshuesada, en salmuera	1,71
Alcaravea común, hojas[1]	1,56
Aceituna verde, entera o deshuesada, en salmuera	1,32
Albahaca	1,23
Sal blanca alimenticia, iodada, no fluorada	0
Sal blanca alimenticia, no iodada, no fluorada	0
Sal gris marina, no iodada, no fluorada	0
Nuez moscada	–
FRUTAS	
Pasa	66,4
Dátil seco, pulpa y piel	62,5
Ciruela pasa	52,3
Higo seco	50,4
Castaña, tostada	47,8
Nuez de kola[1]	46,8
«Marron» (castaña)	35
Ruibarbo cocido, azucarado	29,1

Alimentos	Glúcidos (g/100)
Castaña, cocida al agua	23,3
Anacardo, tostado, salado	21,8
Plátano fresco, pulpa	20,5
Guayaba, esterilizada	19,4
Uva blanca, fresca	16,1
Girasol, semillas (pipas)	15
Cacahuete o maní	14,8
Kumquat[1]	14,6
Cereza	14,2
Lichi fresco, pulpa	14
Granada fresca, pulpa y pepitas	13,6
Mango fresco, pulpa	13,6
Higo fresco,	13,4
Uva negra, fresca	12,1
Pistacho, tostado, salado	12
Arándano negro fresco	11,6
Manzana fresca, pulpa y piel	11,3
Membrillo fresco	11,2
Piña fresca pulpa	11
Nuez seca, carne verde	10,8
Pera fresca, pulpa y piel	10,8
Grosella fresca	10,4
Melocotón fresco, pulpa y piel	10,2
Higo chumbo, pulpa y semillas	10,1
Cacahuete, tostado, salado	9,73
Ciruela reina-claudia, fresca	9,6
Fruta de la pasión, pulpa y pepitas	9,48
Kiwi fresco, pulpa y semillas	9,37
Naranja, zumo exprimido casero	9,3
Sésamo, grano	9,28
Mandarina o clementina fresca, pulpa	9,19
Albaricoque	9,01
Naranja fresca, pulpa	8,32
Papaya fresca, pulpa	7,81
Sandía fresca, pulpa	7,28
Melón fresco, pulpa	6,49
Arándano rojo[1]	6,22
Pomelo (llamado pamplemusa), fresco, pulpa	6,2

Alimentos	Glúcidos (g/100)
Grosella fresca	6,14
Zarzamora, fresca	6,02
Nuez de macadamia	5,94
Avellana	5,62
Piñón de pino	5,58
Grosella espinosa fresca	4,83
Frambuesa	4,25
Fresa	4,06
Arándano rojo americano o «cranberry»[1]	3,93
Nuez de coco, almendra madura, fresca	3,81
Aguacate, fresco, pulpa	< 3,13
Nuez de pecán	2,94
Limón, zumo exprimido casero	2,75
Nuez de Brasil	2,73
Limón fresco, pulpa	2,45
Almendra (con piel)	1,5
VERDURAS	
Tapioca cruda[3]	85,7
Patata frita o frita cocida, sin sal	30
Concentrado de tomate	16,3
Batata dulce cocida	16,3
Patata cocida al agua	15,8
Topinambur cocido	12,8
Chirivía[1]	12,1
Salsifí cocido	7,5
Remolacha roja cocida	7,17
Col de Bruselas cocida	6,69
Zanahoria cruda	6,6
Berenjena cocida	6,26
Potimarrón, pulpa cruda[3]	5,6
Col roja cruda	4,99
Zanahoria cocida	4,94
Alcachofa cocida	4,84
Apionabo cocido	4,56
Pimiento verde, amarillo o rojo, crudo	4,2
Cardo crudo	3,69
Puerro cocido	3,28
Espárrago cocido	3,18

Alimentos	Glúcidos (g/100)
Nabo cocido	3,1
Col verde cocida	< 3
Acedera cocida al agua	2,93
Brócoli cocido	2,82
Coliflor cocido	2,79
Endivia cocida	2,7
Endivia cruda	2,37
Calabacín, pulpa y piel, cocida	2,34
Ensalada verde, sin aderezar	2,31
Calabaza	2,26
Berro de agua, crudo	2,09
Acelga cocida	2,03
Zapallo cocido	1,9
Espinaca cocida	1,87
Rábano rojo crudo	1,77
Tomate crudo	1,72
Pepino crudo, pulpa	1,63
Hinojo cocido al agua	1,63
Apio rama cocida	1,62
Rábano negro crudo	0,6
LEGUMINOSAS	
Garbanzo cocido	21,1
Lenteja cocida	16,6
Judía blanca cocida	13,6
Guisante cocido	8,27
Soja, germen seco[1]	6,29
Haba cocida	6,05
Judía verde cocida	5,08
Semillas germinadas, brotes de soja	2
Tofu	1,64
ACEITES Y VINAGRES	
Vinagre	0,68
Aceite de cacahuete	0
Aceite de colza	0
Aceite de hígado de bacalao	0
Aceite de maíz	0
Aceite de nuez	0
Aceite de oliva virgen	0

Alimentos	Glúcidos (g/100)
Aceite de semillas de uva	0
Aceite de soja	0
Aceite de girasol	0
CHOCOLATES, AZÚCARES, MIELES Y PRODUCTOS DE COLMENA	
Azúcar blanco	99,6
Azúcar moreno	96,7
Miel	81,1
Chocolate blanco, tableta	57,7
Chocolate con leche, tableta	56,9
Chocolate negro, 40% de cacao mínimo, de repostería o para comer	54,9
Gelatina royal	12
Cacao, sin azúcar, polvo soluble	9
CAFÉS, TÉS	
Achicoria y café, polvo soluble	58,2
Café con leche, café crema o cappuccino, sin azúcar	2,74
Café descafeinado, sin azúcar	trazas
Café negro, sin azúcar	trazas
Té infusionado, sin azúcar	trazas
VINOS, CERVEZAS, AGUAS	
Cerveza negra	4,71
Cerveza sin alcohol, < 1,2° alcohol	4,67
Cerveza fuerte, > 8° alcohol	4,6
Vino rojo 11°	4,08
Vino blanco 11°	3,86
Champán	2,81
Vino blanco espumoso	1,98
Vino rosado 11°	1,75
Vino tinto 13°	0,2
Agua del grifo	0
Agua mineral (alimento medio)	0
Agua mineral con gas (alimento medio)	0
Agua mineral sin gas (alimento medio)	0

Los datos de los alimentos proceden de la Tabla de composición nutricional de los alimentos Ciqual 2013, con la excepción de:
1. SOUCI/FACHMAN/KRAUT
2. Afssa 2008
3. Tabla de composición nutricional de los alimentos Ciqual 1995

LÍPIDOS
o «grasas»

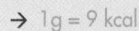

→ 1 g = 9 kcal

Los lípidos son los principales constituyentes de los cuerpos grasos (aceite, mantequilla, margarina...). Se utilizan sobre todo como complemento culinario para mejorar el gusto de los alimentos. En ese caso se habla de «grasas visibles». Otros alimentos que contienen lípidos menos visibles (embutidos, platos cocinados, pasteles, carnes, pescados, huevos, quesos...), se llaman «grasas ocultas».

Los lípidos pertenecen a una familia bioquímica en la que encontramos los triglicéridos, los fosfolípidos y los esteroles.

Los lípidos alimenticios están constituidos esencialmente de ácidos grasos saturados o insaturados (mono y poliinsaturados), de fosfolípidos (lípidos complejos) y de colesterol. Tienen un papel energético, ya que son la fuente calórica más concentrada.

Son los mayores constituyentes de las membranas celulares y están por lo tanto presentes en todos los tejidos, particularmente a nivel de tejidos nerviosos (60% del cerebro está formado por lípidos).

Son precursores de algunas hormonas (estrógenos, progestrógenos...). Se solubilizan y transportan las vitaminas loposolubes (A,D,E,K) necesarias para el correcto funcionamiento del organismo.

Los ácidos grasos son cadenas carbonadas largas, constituyentes de base de los triglicéridos y de los fosfolípidos.

Se clasifican en tres categorías:
- los ácidos grasos saturados (AGS) sin unión doble en la cadena carbonada,
- los ácidos grasos monoinsaturados (AGMI) con una sola unión doble en la cadena carbonada (omega-9 «ácido oléico»),
- los ácidos grasos poliinsaturados (AGPI) con varias uniones dobles en la cadena carbonada (omega-6 y omega-3).

EL PAPEL DE LOS ÁCIDOS GRASOS SATURADOS (AGS)

- Reserva energética y constituyente membranoso.
- Consumir en pequeñas cantidades, sea el máximo un 30% de las grasas totales.
- En exceso, espesan la sangre, ensucian las arterias (aumento del riesgo cardiovascular), conlleva al sobrepeso y al exceso de colesterol.
- Se encuentran en las grasas vegetales, principalmente en el aceite de palma y de copra.

Fuentes principales				
Mantequilla Carnes grasas	Crema fresca chocolate	Embutidos Queso	Materias grasas Huevos	Productos de bollería Pasteles

EL PAPEL DE LOS ÁCIDOS GRASOS MONOINSATURADOS (AGMI)

- Protector cardiovasular.
- El ácido oleico (omega-9) es el mayor representante de esta familia, la mejor fuente es el aceite de oliva, de donde obtiene el nombre.

Fuentes principales			
Aceite de oliva Aceite de colza	Aceite de cacahuete Aceite de avellana	Aceite de girasol Aceite de aguacate	Aguacate Algunas nueces o almendras

EL PAPEL DE LOS ÁCIDOS GRASOS POLIINSATURADOS (AGPI)

- Distinguimos únicamente dos grandes familias: los omega-3 y los omega-6, que derivan de dos ácidos grasos vegetales llamados *ácidos grasos esenciales* (ácido limoleico y ácido alfalinoleico), ya que el ser humano no puede fabricarlas.
- Es necesario que haya un buen equilibrio entre omega-3 y el omega-6 para que el sistema celular tenga un correcto funcionamiento.
- Las relaciones entre estos dos ácidos grasos varían en función de la latitud. En las regiones polares la función ideal es de tres omega-3 por un omega-6. En el ecuador esta relación se inversa con un omega-3 por cinco omega-6. Hoy, en los países occidentales, esta relación es lamentablemente de veinte omega-6 por un solo omega-3…

SU PAPEL
- Protege y flexibiliza las arterias.
- Protector cardiovascular.

EN CASO DE APORTES INSUFICIENTES
- Pérdida de elasticidad y de la elasticidad de la piel.
- Retraso de crecimiento.

Fuentes principales	
Omega-3	Omega-6
Pescados grasos (arenque, caballa, salmón, sardina, atún, trucha)	Carnes
Verduras verdes de hojas (canónigo, col, lechuga…)	Frutas oleaginosas
Frutas oleaginosos	Aceite de nuez
Aceites de pescados	Aceite de maíz
Aceite de nuez	Aceite de girasol
Aceite de soja	Aceite de soja
Aceite de colza	Aceite de colza
Aceite de semillas de uva	
Aceite de onagro y de borraja	

Aportes nutricionales aconsejados			
AGS	AGMI	Omega-6	Omega-3
Hombre adulto en la base de aporte energético total (AET) de 2200 kcal por día			
19,5 g por día	49 g por día	10 g por día	2 g por día
Mujer adulta en la base de aporte energético total (AET) de 1800 kcal por día			
16 g por día	40 g por día	8 g por día	1,6 g por día
Sujeto mayor en la base de un aporte energético total (AET) de 1700 kcal por día			
15 g por día	38 g por día	7,5 g por día	1,5 g por día

Centro nacional de estudios y de recomendaciones sobre la nutrición y la alimentación, CNERNA

Aporte en lípidos por familia de alimentos

Alimentos	Lípidos (g/100 g)
ALGAS	
Salicornia, cruda	0
Nori, crudo	0,8
Wakame	0,6
Agar agar, polvo	0,5
Dulse	0,3
Arame, cruda	0,1
Hiziki, cruda	0,1
Kombu, cruda	0,1
Lechuga de mar, cruda	0,1
PESCADOS, MARISCO (CONCHAS) Y CRUSTÁCEOS	
Anguila al horno	15
Caballa, filete al vino blanco, esterilizado, escurrido	14,5
Salmón al vapor	14
Langostino, empanado, frito	13,6
Mero	13
Sardina en aceite de oliva, conserva, escurrida	11,2
Arenque a la plancha	11,2
Pez espada al horno	11
Sardina a la plancha	10,4
Caballa frita	10,2
Eglefino empanado, frito	10
Salmón ahumado	9,11
Trucha de crianza, ahumada	8,65
Arenque ahumado	8,49
Anchoa, filetes en aceite, semiconserva, escurrido	8,45
Caviar, semiconserva	7,52
Lubina al horno	6,61
Cangrejo o buey de mar horneado	5,38
Carpa al horno	5
Trucha al vapor	4,99
Mújol al horno	4,86
Dorada gris o grisácea, cruda	4,81
Atún crudo	4,6
Lumpo, huevos semiconserva[2]	4,42
Merlán frito	3,6
Rodaballo al horno	3,5

Alimentos	Lípidos (g/100 g)
Anchoa común cruda	3,48
Perca al horno	3,42
Centollo	3
Merluza, estofada	3
Salmonete de roca, estofado	2,6
Erizo de mar	2
Langosta cocida al agua	1,94
Esturión[1]	1,9
Atún al horno	1,83
Mejillón cocido al agua	1,81
Eperlano crudo	1,7
Rascacio crudo	1,64
Bogavante cocido al agua	1,6
Venera, vieira y coral, cocida	1,58
Limanda-lenguado, al vapor	1,58
Ostra hueca cruda	1,5
Lenguado al vapor	1,48
Calamar, crudo	1,47
San Pedro[1]	1,4
Bígaro al horno	1,2
Lucio al horno	1,18
Carbonero cocido	1,1
Bacalao salado, pochado	1,01
Berberecho cocido	1
Lenguado al horno	1
Almeja, almejón o «clam» cocido al agua	1
Fletán del Atlántico crudo	0,965
Platija o solla, al vapor	0,925
Bacalao común al vapor	0,925
Camarón cocido	0,9
Pulpo crudo	0,9
Merlán al vapor	0,8
Cangrejo de río	0,8
Sepia cruda	0,7
Juliana o maruca azúl, cruda	0,7
Granadero[1]	0,7
Rape común o blanco a la plancha	0,64
Raya al caldo	0,63

Alimentos	Lípidos (g/100 g)
Bocina o buccino cocido	0,601
Anón ahumado o eglefino ahumado	0,6
Raya al horno	0,5
Pintarroja cocida	0,35
Zamburiña	0,3
CEREALES	
Pan brioche o vienés	13
Germen de trigo[2]	9,04
Harina de avena[1]	7,15
Avena[1]	7,09
Quinoa[1]	5,04
Pan de cereales artesanal	5,03
Pan de molde corriente	4,7
Mijo[1]	3,9
Sorgo[1]	3,2
Harina de alforfón[1]	2,71
Pan de centeno, y candeal	2,16
Cebada[1]	2,1
Pan entero o integral (con harina T150)	1,75
Alforfón[1]	1,73
Centeno[1]	1,7
Pan, baguette, corriente	1,47
Pastas alimenticias de huevo cocidas	1,46
Pan, baguette o «boule», de campo	1,35
Maíz dulce en espiga cocido[2]	1,28
Harina de trigo tipo 550[1]	1,13
Arroz entero cocido	1,1
Pan corriente francés 400g o «boule»	0,95
Arroz blanco cocido	0,927
Pastas alimenticias cocidas	0,735
Trigo duro precocinado, granos enteros cocidos	0,66
Harina de trigo[1]	0,65
CHAMPIÑONES	
Chantarela o «girola»	0,5
Colmenilla	0,5
Champiñón común	0,4
Shiitake	0,22
Cep	0

Alimentos	Lípidos (g/100 g)
EMBUTIDOS	
Tocino graso, crudo[2]	70
Bloque de foie gras de pato, esterilizado	52,4
Chicharrones de carnes que no sean cerdo puro (ave…)	40,3
Chicharrones cerdo puro	39,2
Salchichón seco	33,2
Salchichón seco cerdo puro	32,9
Paté de hígado de cerdo	32,7
Paté de campaña	28,9
Salchicha de Estrasburgo	25,9
Lardon natural, cocido	25,1
Merguez, buey y oveja, cocido	22,6
Morcilla, frita	21,6
Paté en empanada	19,7
«Andouillette», frita	19,3
Morcilla blanca, frita	18,1
Paté de hígado de ave	18
Jamón crudo	16,2
«Andouille»	16,2
Jamón crudo, ahumado	14,3
Jamón seco, sin corteza, sin grasa	9,07
Lacón, cocido	6,41
Jamón cocido	4,93
Jamón cocido superior, sin corteza, sin grasa	3,15
Jamón cocido superior	3,02
Jamón cocido, ahumado	2,59
Filete de bacon, cocido	2,3
CARNES	
Cerdo, costado, a la brasa	26,6
Bistec molido 20% mg, crudo	24,2
Bistec molido 20% mg, cocido	19,2
Cerdo, costilla, a la parrilla	19,1
Bistec molido 15% mg, cocido	16,1
Ternera, costilla, cocido	15,1
Cordero, chuleta a la parrilla	14,6
Buey, estofado (guisado), cocido	14
Bistec molido 15% mg, crudo	13,6

Alimentos	Lípidos (g/100 g)
Buey, a la brasa	12,4
Bistec molido 10% mg, cocido	11,7
Buey, entrecot, a la parrilla	11,5
Cordero, pierna asada	10,9
Bistec molido 10% mg, crudo	9,6
Cerdo, filete, magro, asado, cocido	9,39
Buey, falda, cocido	9,31
Buey, solomillo bajo, a la parrilla	8,7
Ternera, a fuego lento	8,35
Cerdo, asado, cocido	6
Bistec molido 5% mg, cocido	5,85
Caballo, carne, asada	5,29
Bistec molido 5% mg, crudo	4,69
Buey, bistec, a la parrilla	4,28
Buey, «bourguignon», cocido	4,05
Ternera, asado	3,96
Buey, rosbif, asado	3,78
Ternera, escalope, cocido	2,75
PRODUCTOS DE CASQUERÍA	
Lengua, buey, cocida	15,6
Lengua, ternera, cocida	13,6
Sesos, cerdo, a la brasa	9,51
Hígado, cordero, cocido	9,09
Sesos, cordero, cocido	8,8
Riñón de buey, a la brasa o frito	7
Hígado, ave, cocido	6,21
Riñón, buey, cocido	5,82
Hígado, ternera, cocida	5,5
Riñón de cordero, a la brasa	4,96
Riñón, cerdo, cocido	4,7
Mollejas, ternera, a la brasa o fritas	4,46
Hígado, ternera, cocido	3,96
Corazón, buey, cocido	2,82
AVES	
Gallina, carne y piel, hervida	24,2
Oca, carne, asada	17,5
Huevo frito, salado	16
Paloma, carne, asada	13

83

Alimentos	Lípidos (g/100 g)
Gallina, carne, hervida	11,9
Pato, carne asada	11,2
Pato, magret, frito en sartén	10,9
Huevo hervido	9,82
Pollo, muslo, carne y piel, asado	9,57
Huevo duro	8,62
Pintada, cruda[3]	6,4
Capón	4
Pollo, blanco, sin piel, cocido	1,76
Pava, carne, asada	1,74
Pava, escalope, salteada	1,44
CAZA	
Faisán, carne, asada	12,1
Codorniz, carne y piel, cocida	10,9
Liebre, en ragú	9,2
Conejo, carne cocida	9,2
Corzo asado	4,8
Ciervo y cierva	4
Perdiz y perdigón	1,5
QUESOS	
Comté	34
Gruyère	33,4
Roquefort	32,1
Gorgonzola	31,2
Parmesano	30,9
Beaufort	30,3
Cantal, salers o laguiole	30,3
Tomme de montaña, o «Tomme de Saboya»	30,1
Emmental rayado	30
Raclette	29,6
Bleu de Bresse	29,3
Bleu d'Auvergne	28,4
Emmental	28,3
Brie	27,9
Reblochon	27,6
Queso de cabra láctico madurado, con leche cruda (tipo crottin de Chavignol, Picodon, Rocamadour, Sainte-Maure)	27,4
Coulommiers	24

Alimentos	Lípidos (g/100 g)
Feta de oveja	22,4
Camembert de leche cruda	20,2
Camembert alrededor 20% mg	20
Mozzarella	19,4
Queso de cabra fresco, de leche pasteurizada o cruda (tipo crottin fresco o bûchette fresca)	17,2
Brocciu corse, fresco	9
PRODUCTOS LÁCTEOS Y CUERPOS GRASOS	
Margarina de 80% mg, en pan	84,4
Mantequilla sin sal	82,2
Margarina de 80% mg, de girasol, en barqueta	81,6
Mantequilla semisalada	80,8
Mantequilla ligera 39-41% mg	36,3
Crema fresca ligera 30% mg, espesa, producto fresco	31
Crema fresca, ligera 15-20% mg, espesa	18
Leche de oveja entera	6,33
Yogur de leche entera, natural	3,94
Leche de cabra, entera, UHT	3,9
Leche entera, UHT	3,71
Leche entera pasteurizada	3,54
Yogur de leche entero, natural, azucarado	3,01
Leche semidesnatada pasteurizada	1,54
Leche semidesnatada, UHT	1,53
Yogur de leche parcialmente desnatada, natural	0,994
Yogur de leche parcialmente desnatada o semidesnatada, natural, azucarado	0,743
Leche desnatada pasteurizada	0,15
Leche desnatada, UHT	0,15
ESPECIAS, HIERBAS AROMÁTICAS, CONDIMENTOS Y AROMATIZANTES	
Adormidera, grano seco[1]	42,2
Comino, grano	22,3
Clavo de girofle molido	20
Cilantro, grano	17,8
Chile	17,2
Anís en grano	15,9
Mostaza, salsa condimentaria	14
Aceituna negra, entera o deshuesada, en salmuera	14

Alimentos	Lípidos (g/100 g)
Aceituna verde, entera o deshuesada, en salmuera	13,9
Curry en polvo	13,8
Salvia	12,7
Orégano	10,3
Cúrcuma molido	9,8
Laurel	8,3
Estragón	7,2
Mejorana deshidratada	7,04
Cardamomo molido	6,7
Azafrán	5,9
Satureja // Ajedrea molida	5,9
Romero	5,8
Tomillo seco	4,94
Eneldo seco	4,4
Jengibre molido	4,24
Pimienta negra molida	3,3
Canela	1,88
Perejil fresco	0,843
Menta fresca	0,79
Albahaca fresca	0,72
Cebolla cruda	0,585
Perifolio fresco	0,567
Alcaparras	0,48
Ajo fresco	0,47
Cebollino o cebolleta fresca	0,433
Pepino en vinagre	0,345
Paprika	0,24
Cebolla cocida	0,2
Chalote crudo	0,15
Sal blanca alimenticia, iodada, no fluorada	0
Sal blanca alimenticia, no iodada, no fluorada	0
Sal marina gris, no iodada, no fluorada	0
Vainilla	0
FRUTAS	
Nuez de pecán	73,8
Nuez de macadamia	72,9
Nuez de Brasil	68,2
Piñón de pino	65,4
Nuez seca, carne verde	63,8

Alimentos	Lípidos (g/100 g)
Avellana	63
Sésamo, grano	56,4
Almendra (con piel)	53,4
Girasol, semillas (pipas)	52,7
Cacahuete o maní	49,6
Anacardo, tostado, salado	49,1
Cacahuete, tostado, salado	47,4
Pistacho, tostado, salado	46,4
Nuez de coco, almendra madura, fresca	35,3
Aguacate, fresco, pulpa	16
«Marron» (castaña)	3
Castaña, tostada	2,2
Nuez de kola[1]	1,75
Higo seco	1,41
Castaña, cocida al agua	1,38
Kiwi fresco, pulpa y semillas	0,725
Ciruela pasa	0,71
Fruta de la pasión fresca, pulpa y pepitas	0,7
Arándano rojo americano o «cranberry»[1]	0,7
Grosella espinosa fresca	0,593
Pasa	0,578
Granada fresca, pulpa y pepitas	0,557
Arándano rojo[1]	0,53
Casis fresco	0,5
Grosella fresca	0,5
Lichi fresco, pulpa	0,42
Membrillo fresco	0,4
Dátil seco, pulpa y piel	< 0,4
Cereza	0,3
Kumquat[1]	0,3
Higo fresco	0,3
Higo chumbo, pulpa y semillas	0,3
Frambuesa	0,3
Limón fresco, pulpa	0,3
Ciruela reina-claudia, fresca	0,28
Caqui fresco, pulpa	0,263
Naranja fresca, pulpa	0,26
Fresa	0,26
Uva negra, fresca	0,26

Alimentos	Lípidos (g/100 g)
Melocotón fresco, pulpa y piel	0,25
Arándano negro fresco	0,243
Plátano fresco, pulpa	0,227
Pera fresca, pulpa y piel	0,22
Papaya fresca, pulpa	0,22
Albaricoque	0,207
Mango fresco, pulpa	0,2
Piña fresca, pulpa	0,2
Zarzamora, fresca	0,2
Mandarina o clementina fresca, pulpa	0,19
Manzana fresca, pulpa y piel	0,162
Uva blanca, fresca	0,16
Melón fresco, pulpa	0,148
Naranja, zumo exprimido casero	0,133
Ruibarbo cocido, azucarado	0,1
Guayaba, esterilizada	0,1
Pomelo (llamado pamplemusa), fresco, pulpa	0,1
Sandía fresca, pulpa	0,0833
Limón, zumo exprimido casero	0,08
VERDURAS	
Patata frita o frita cocida, sin sal	12
Apionabo cocido	0,86
Topinambur cocido	0,7
Concentrado de tomate	0,53
Brócoli cocido	0,51
Potimarrón, pulpa cruda[3]	0,5
Col verde cocida	0,45
Chirivía[1]	0,43
Esparrago cocido	0,32
Pimiento verde, amarillo o rojo, crudo	0,3
Berro de agua crudo	0,3
Endivia cocida	0,3
Coliflor cocida	0,295
Calabaza[1]	0,29
Calabacín, pulpa y piel, cocida	0,29
Zanahoria cruda	0,26
Tomate crudo	0,26
Alcachofa cocida	0,227
Patata cocida al agua	0,22

Alimentos	Lípidos (g/100 g)
Tapioca cruda[3]	0,2
Col roja cruda	0,2
Puerro cocido	0,2
Berenjena cocida	0,2
Endivia cocida	0,2
Nabo cocido	0,2
Pepino cocido, pulpa	0,19
Batata cocida	0,145
Acedera cocida al agua	0,14
Espinaca cocida	0,14
Salsifí cocido	0,135
Col de Bruselas cocida	0,11
Remolacha roja cocida	0,1
Zanahoria cocida	0,1
Ensalada verde, sin aderezar	0,1
Cardo crudo	0,1
Rábano negro crudo	< 0,1
Rábano rojo crudo	< 0,1
Hinojo cocido al agua	< 0,1
Apio rama cocida	0,0867
Acelga cocida	0,08
LEGUMINOSAS	
Soja, germen seco[1]	18,3
Tofu	7,43
Semillas germinadas, brotes de soja	2,2
Garbanzo cocido	1,09
Haba cocida	0,8
Guisante cocido	0,555
Lenteja cocida	0,55
Judía blanca cocida	0,325
Cocida verde cocida	0,155
ACEITES Y VINAGRES	
Aceite de colza	100
Aceite de girasol	100
Aceite de hígado de bacalao	100
Aceite de nuez	100
Aceite de semillas de uva	99,9
Aceite de soja	99,9
Aceite de oliva virgen	99,9

Alimentos	Lípidos (g/100 g)
Aceite de maíz	99,7
Aceite de cacahuete	99,4
Vinagre	0,15
CHOCOLATES, AZÚCARES, MIELES Y PRODUCTOS LÁCTEOS	
Chocolate blanco, tableta	32
Chocolate con leche, tableta	31,6
Chocolate negro, 40% de cacao mínimo, para repostería o para comer	30,2
Cacao, sin azúcar, polvo soluble	19,7
Gelatina royal	5
Miel	0,0667
Azúcar blanco	0
Azúcar moreno	0
CAFÉS Y TÉS	
Achicoria y café, polvo soluble	5,53
Café con leche, café crema o cappuccino, sin azúcar	0,76
Café expresso, sin azúcar	0,09
Café descafeinado, sin azúcar	0,06
Café negro, sin azúcar	0,00667
Té infusionado, sin azúcar	0
VINOS, CERVEZAS, AGUAS	
Cerveza negra	trazas
Cerveza sin alcohol, < 1,2° alcohol	< 0,1
Champán	0
Cerveza fuerte, > 8° alcohol	0
Agua del grifo	0
Agua mineral (alimento medio)	0
Agua mineral con gas (alimento medio)	0
Agua mineral sin gas (alimento medio)	0
Vino blanco espumoso	0
Vino blanco 11°	0
Vino rosado 11°	0
Vino tinto 13°	0
Vino tinto 11°	0

Los datos de los alimentos proceden de la Tabla de composición nutricional de los alimentos Ciqual 2013, con la excepción de:
1. SOUCI/FACHMAN/KRAUT
2. Afssa 2008
3. Tabla de composición nutricional de los alimentos Ciqual 1995

Sin agua, la vida no existiría... El agua representa cerca del 60% del peso de un hombre. Debe ser renovada en parte diariamente, ya que eliminamos alrededor de 2,5 litros al día.

Las necesidades de agua son de alrededor 1,5 litros al día, pero depende también de la actividad física. En caso de mucho calor o de fiebre por ejemplo, estas necesidades aumentan ya que las pérdidas de agua serán mayores.

SU PAPEL
- Permite el transporte de los nutriente, de la eliminación de los desechos.
- Regula la temperatura del cuerpo.

EN CASO DE APORTES INSUFICIENTES
- Deshidratación
- Mala eliminación de toxinas
- Desecación de la piel
- Ralentización del tránsito intestinal

91

Fuentes principales	
Bebidas	Alimentos
Agua del grifo	
Aguas minerales	
Leche	
Té	Yogures
Café	Frutas
Zumo de frutas	Verduras
Sodas	
Vino	
Cerveza	

Aporte en agua por familia de alimentos

Alimentos	Agua (g/100 g)
PESCADOS, MARISCO (CONCHAS) Y CRUSTÁCEOS	
Ostra hueca cruda	87,2
Almeja, almejón o «clam» cocido al agua	84,3
Lenguado al horno	83
Cangrejo de río	82,9
Pulpo crudo	82,1
Calamar, crudo	81,6
Sepia cruda	80,8
Granadero[1]	80,6
Juliana o maruca azúl, cruda	79,3
Rascacio crudo	79
Anón ahumado o eglefino ahumado	78,3
Lumpo, huevos semiconserva[2]	78,1
San Pedro[1]	78,1
Platija o solla, al vapor	78
Fletán del Atlántico crudo	77,7
Carbonero negro cocido	77,1
Limanda-lenguado, al vapor	77,1
Lenguado al horno	77
Lucio al vapor	76,5
Bacalao común al vapor	76,3
Merlán al vapor	76
Raya al horno	75,9
Rape común o blanco a la plancha	75,4
Trucha al vapor	75
Camarón cocido	74,9
Merluza, estofada	74,4
Bogavante cocido al agua	74,3
Salmonete de roca, estofado	74,2
Bocina o buccino cocido	74,1
Dorada gris o grisácea, cruda	74
Perca al horno	73,7
Raya cocida al caldo	73,7
Carpa al horno	73,3
Mejillón cocido al agua	73,3
Pintarroja cocida	73,2
Anchoa común cruda	73,1
Venera, vieira y coral, cocida	73,1

Alimentos	Agua (g/100 g)
Bígaro cocido	73
Rodaballo al horno	72,7
Merlán frito	71,4
Cangrejo o buey de mar cocido al agua	71
Mújol al horno	70,5
Atún crudo	70,4
Lubina o lobina, al horno	68,4
Arenque ahumado	68,3
Bacalao salado, pochado	67,4
Atún al horno	66,8
Langosta cocida al agua	66,8
Salmón ahumado	64,8
Caballa frita	64,6
Caballa, filete al vino blanco, esterilizado, escurrido	64,5
Salmón al vapor	64,5
Pez espada al horno	64,2
Arenque a la plancha	63,9
Trucha de crianza, ahumada	61,7
Caviar, semiconserva	61
Sardina al aceite de oliva, conserva, escurrida	60,1
Eglefino empanado, frito	59,9
Anguila al horno	59,3
Sardina a la plancha	55,7
Anchoa, filetes en aceite de oliva, semiconserva, escurrida	55,1
Langostino, empanado, frito	49,8
CEREALES	
Maíz dulce en espiga cocido[2]	69,7
Arroz blanco cocido	66,5
Pastas alimenticias cocidas	62,1
Arroz completo cocido	61
Trigo duro precocinado, granos enteros cocidos	60,7
Pastas alimenticias de huevo cocidas	59,1
Pan corriente francés 400g o «boule»	34
Pan de molde corriente	32,9
Pan de centeno, y candeal	31,8
Pan completo o integral (de harina T150)	30,9
Pan, baguette o «boule», de campo	30,7

Alimentos	Agua (g/100 g)
Pan, baguette, corriente	27,4
Pan de cereales artesanal	27
Pan brioche o vienés	24,5
Harina de alforfón[1]	14,1
Centeno[1]	13,7
Quinoa[1]	12,7
Harina de arroz[1]	12,5
Harina de trigo tipo 550[1]	12,3
Cebada[1]	12,2
Mijo[1]	12,1
Sorgo[1]	11,4
Harina de avena[1]	9,35
Germen de trigo[2]	6,9
CHAMPIÑONES	
Champiñón común	93
Shiitake	78
EMBUTIDOS	
Jamón cocido superior	73,4
Jamón cocido superior, sin corteza, sin grasa	73,1
Jamón cocido	73
Lacón, cocido	72,2
Jamón cocido, ahumado	71,7
Filete ahumado, cocido	68,2
Morcilla blanca, frita	61,4
«Andouille»	60,5
Paté de hígado de ave	60,2
Salchicha de Estrasburgo	57
Jamón seco, sin corteza, sin grasa	54,8
Morcilla, frita	53,9
Paté de campaña	53,7
Jamón crudo, ahumado	52,6
Merguez, buey y oveja, cocido	52,4
Jamón crudo	51,4
Paté de hígado de cerdo	51,2
«Andouillette», frita	48,7
Paté en empanada	47,8
Lardon natural, cocido	45
Chicharrones cerdo puro	44,3

Alimentos	Agua (g/100 g)
Chicharrones de carnes que no sean cerdo puro (ave…)	43,2
Bloque de foie gras de pato, esterilizado	36,1
Salchichón seco cerdo puro	35
Salchichón seco	30,1
Tocino graso, crudo[2]	18
CARNES	
Ternera, asada	76,4
Bistec molido 5% mg, crudo	73,8
Cerdo, asado, cocido	71,3
Bistec molido 10% mg, crudo	70,2
Buey, bistec, a la parrilla	69,1
Cordero, pierna asada	67,1
Buey, rosbif, asado	66,5
Bistec molido 5% mg, cocido	66
Bistec molido 15% mg, cocido	65,9
Ternera, escalope, cocida	65
Caballo, carne, asada	64,4
Cerdo, filete, magro, asado, cocido	64,3
Buey, solomillo bajo, a la parrilla	64
Buey, falda, cocida	63,3
Buey, entrecot, a la parrilla	62
Bistec molido 10% mg, cocido	61,4
Buey, «bourguignon», cocido	61,1
Cordero, chuleta a la parrilla	60,6
Ternera, cocida a fuego lento	60,1
Bistec molido 15% mg, cocido	59
Buey, costilla, cocida	58,4
Bistec molido 20% mg, crudo	58,1
Bistec molido 20% mg, cocido	56,7
Buey, en estofado, cocido	56,5
Cerdo, costilla, a la parrilla	55,7
Buey, a la brasa	55,7
Cerdo, costado, a la brasa	49,4
PRODUCTOS DE CASQUERÍA	
Corazón, buey, cocido	79
Sesos, cordero, cocido	77,3
Sesos, cerdo, a la brasa	75,9
Mollejas, ternera, a la brasa o fritas	73,6

Alimentos	Agua (g/100 g)
Riñón, cerdo, cocido	68,7
Riñón de cordero, a la brasa	68,5
Riñón de ternera, a la brasa o frito	67,7
Hígado, ternera, cocido	67,7
Hígado, ave, cocido	67,4
Hígado, buey, cocido	66,9
Hígado, ternera, cocido	64,1
Lengua, ternera, cocida	60,5
Lengua, buey, cocida	57,9
Hígado, cordero, cocido	56,4
AVES	
Huevo duro	76,5
Huevo hervido	74,6
Pollo, blanco, sin piel, cocido	72,5
Pintada, cruda[3]	69
Huevo frito, salado	67,9
Pava, escalope, salteada	66,3
Pollo, muslo, carne y piel, asado	65,7
Pato, carne asada	63,1
Pato, magret, frito	62,9
Paloma, carne, asada	62
Pava, carne, asada	59
Gallina, carne, hervida	56,4
Oca, carne, asada	52
Gallina, carne y piel, hervida	49,5
CAZA	
Conejo, carne cocida	68,2
Corzo asado	65
Liebre, en ragú	60,9
Codorniz, carne y piel, cocida	60
Faisán, carne, asada	54,2
QUESOS	
Queso de cabra fresco, de leche pasteurizada o cruda (tipo crottin fresco o bûchette fresca)	68,6
Mozzarella	58,3
Feta de oveja	55,4
Camembert de leche cruda	55,4
Coulommiers	54,5
Camembert, alrededor 20% mg	54,1

Alimentos	Agua (g/100 g)
Bleu de Bresse	51,1
Brie	48,9
Reblochon	47,7
Queso de cabra láctico madurado, con leche cruda (tipo crottin de Chavignol, Picodon, Rocamadour, Sainte-Maure)	46,8
Bleu d'Auvergne	45,3
Gorgonzola	42,4
Tomme de montaña o «Tomme de Saboya»	42,1
Raclette	41,1
Cantal, saler, o laguiole	40,5
Roquefort	40,3
Emmental rayado	38,1
Emmental	37,5
Beaufort	34,3
Gruyère	33,3
Comté	31,5
Parmesano	22,7
PRODUCTOS LÁCTEOS Y CUERPOS GRASOS	
Leche desnatada pasteurizada	91
Leche desnatada, UHT	91
Leche semidesnatada pasteurizada	89,8
Leche semidesnatada, UHT	89,6
Yogur de leche parcialmente desnatada, natural	88,6
Leche entera pasteurizada	87,8
Leche de cabra, entera, UHT	87,8
Leche entera, UHT	87,7
Yogur de leche entera, natural	87,6
Leche de oveja entera natural	82,5
Yogur de leche parcialmente desnatada o semidesnatada, natural, azucarado	81,2
Yogur de leche entera, natural, azucarado	79,3
Crema fresca ligera 15-20% mg, espesa	73,7
Crema fresca 30% mg, espesa, producto sección fresco	64,2
Mantequilla ligera 39-41% mg	56,7
Margarina de 80% mg, de girasol, en barqueta	17,5
Margarina de 80% mg, en pan	16,3

Alimentos	Agua (g/100 g)
Mantequilla sin sal	15,6
Mantequilla semisalada	15,3
ESPECIAS, AROMATIZANTES, CONDIMENTOS Y HIERBAS AROMÁTICAS	
Pepinillo en vinagre	94,9
Paprika	94,1
Cebolla cocida	91,5
Cebollino o cebolleta fresca	90,2
Albahaca fresca	90
Alcaparra	88,8
Cebolla cruda	88,7
Perifolio fresco	85,6
Perejil fresco	84,9
Menta fresca	83,5
Alcaravea común, hojas[1]	81,5
Chalote cruda	79,4
Aceituna verde, entera o deshuesada, en salmuera	75,2
Aceituna negra, entera o deshuesada, en salmuera	68,5
Mostaza, salsa condimentaria	68,1
Ajo fresco	64
Pimienta negra molida	10,5
Canela	10,4
Jengibre molido	9,94
Curry en polvo	9,51
Cilantro, grano	8,88
Comino, grano	8,09
Tomillo seco	7,8
Adormidera, grano seco[1]	6,1
Sal marina gris, no iodada, no fluorada	5,09
Sal blanca alimenticia, iodada, no fluorada	0,027
Sal blanca alimenticia, no iodada, no fluorada	0,027
FRUTAS	
Limón, zumo exprimido casero	91,7
Fresa	91,6
Melón fresco	91,1
Sandía fresca, pulpa	91,1
Pomelo (llamado pamplemusa), fresco, pulpa	89,8

Alimentos	Agua (g/100 g)
Limón fresco, pulpa	89,2
Naranja, zumo exprimido casero	88,6
Grosella espinosa fresca	87,9
Papaya fresca, pulpa	87,7
Arándano rojo[1]	87,4
Arándano rojo americano o «cranberry»[1]	87,4
Naranja fresca, pulpa	87,1
Mandarina o clementina fresca, pulpa	86,6
Albaricoque	86,1
Piña fresca, pulpa	85,8
Manzana fresca, pulpa y piel	85,3
Pera fresca, pulpa y piel	85,1
Melocotón fresca, pulpa y piel	85,1
Zarzamora, fresca	85
Frambuesa	84,7
Kiwi fresco, pulpa y semillas	84,1
Membrillo fresco	84
Kumquat[1]	83,9
Arándano negro fresco	83,4
Uva negra, fresca	83,2
Mango fresco, pulpa	83,1
Higo chumbo, pulpa y semillas	83
Grosella fresca	82,4
Uva blanca, fresca	82,2
Ciruela reina-claudia, fresca	81,9
Lichi fresco, pulpa	81,8
Higo fresco	81,8
Cereza	81,2
Granada fresca, pulpa y pepitas	81
Caqui fresco, pulpa	81
Casis fresco	77,4
Guayaba, esterilizada	76,6
Plátano fresco, pulpa	74,7
Aguacate, fresco, pulpa	74
Fruta de la pasión fresca, pulpa y pepitas	72,9
Castaña, cocida al agua	68,2
Ruibarbo cocido, azucarado	65,4
Nuez de coco, almendra madura, fresca	44,4

Alimentos	Agua (g/100 g)
Castaña, tostada	40,5
Ciruela pasa	32,7
Higo seco	30,7
Dátil seco	23,5
Pasa	17,1
Nuez de kola[1]	11,8
Avellana	4,84
Sésamo, grano	4,24
Almendra (con piel)	4,19
Nuez seca, carne verde	3,13
Nuez de macadamia	3,1
Nuez de pecán	2,9
Nuez de Brasil	2,8
Piñón de pino	2,78
Anacardo, tostado, salado	2,13
Pistacho, tostado, salado	1,97
Cacahuete, tostado, salado	1,49
Cacahuete o maní	1,01
Girasol, semilla (pipas)	1
VERDURAS	
Pepino crudo, pulpa	97
Rábano rojo crudo	95,4
Apio rama cocida	95,3
Zapallo cocido	95,3
Ensalada verde, sin aderezar	95,1
Endivia cruda	95
Endivia cocida	94,8
Col verde cocido	94,7
Tomate crudo	94,5
Hinojo cocido al agua	94,4
Calabacín, pulpa y piel, cocido	94,1
Rábano negro crudo	93,6
Acedera cocida al agua	93,6
Calabaza[1]	93,5
Nabo cocido	93,2
Berro de agua	93,1
Cardo crudo	92,9
Coliflor cocido	92,7
Acelga cocida	92,6

Alimentos	Agua (g/100 g)
Puerro cocido	92,1
Pimiento verde, amarillo o rojo, crudo	92
Brócoli cocido	91,9
Espárrago cocido	91,5
Zanahoria cocida	91,4
Espinaca cocida	90,7
Col roja cruda	90,2
Apionabo cocido	90,2
Berenjena cocida	89,7
Zanahoria cruda	89,4
«Potimarrón», pulpa cruda[3]	89,4
Col de Bruselas cocida	87,7
Remolacha roja cocida	87,2
Salsifí cocido	86,8
Alcachofa cocida	85,8
Topinambur cocido	80,2
Patata cocida al agua	78,9
Batata cocida	78
Chirivía[1]	77,5
Concentrado de tomate	72
Patata frita o frita cocida, sin sal	47,4
Tapioca cruda[3]	13
LEGUMINOSAS	
Judía verde cocida	89,7
Haba cocida	82,8
Guisantes cocidos	79,2
Tofu	77,7
Lenteja cocida	69,6
Judía blanca cocida	69,9
Garbanzo cocido	63,9
Soja, germen seco	8,4
ACEITES Y VINAGRES	
Vinagre	92,2
Aceite de maíz	0,53
Aceite de cacahuete	0
Aceite de colza	0
Aceite de girasol	0
Aceite de hígado de bacalao	0
Aceite de nuez	0

Alimentos	Agua (g/100 g)
Aceite de oliva virgen	0
Aceite de semillas de uvas	0
Aceite de soja	0
CHOCOLATES, AZÚCARES, MIELES Y PRODUCTOS DE COLMENA	
Miel	18,2
Cacao, sin azúcar, polvo soluble	2,38
Azúcar moreno	1,92
Chocolate negro 40% de cacao mínimo, para repostería o para comer	< 1,03
Chocolate con leche, tableta	0,98
Chocolate blanco, tableta	0,568
Azúcar blanco	0,365
CAFÉS, TÉS	
Té infusionado, sin azúcar	99,7
Café negro, sin azúcar	99,4
Café descafeinado, sin azúcar	99,1
Café expresso, sin azúcar	99
Café con leche, café crema o cappuccino, sin azúcar	94,4
Achicoria y café, polvo soluble	3,3
VINOS, CERVEZAS, AGUAS	
Agua del grifo	99,9
Agua mineral (alimento medio)	99,9
Agua mineral con gas (alimento medio)	99,9
Agua mineral sin gas (alimento medio)	99,9
Cerveza sin alcohol, < 1,2° alcohol	94
Cerveza negra	92,7
Vino tinto 13°	89,1
Vino rosado 11°	88,9
Cerveza fuerte, > 8° alcohol	88,8
Vino blanco espumoso	88,6
Vino blanco 11°	87,1
Champán	86,8
Vino tinto 11°	86,8

Los datos de los alimentos proceden de la Tabla de composición nutricional de los alimentos Ciqual 2013, con la excepción de:
1. SOUCI/FACHMAN/KRAUT
2. Afssa 2008
3. Tabla de composición nutricional de los alimentos Ciqual 1995

FIBRAS

Las fibras son componentes de los vegetales (verduras, frutas, cereales) que la digestión no absorbe y que no se transforman, no son calóricas.
Existen dos tipos de fibras:
- Las fibras solubles que fermentan en el intestino. Se encuentran en las frutas y en las verduras.
- Las fibras insolubles, de aspecto fibroso, están presentes en las envolturas de los cereales y en la parte externa de los granos de las leguminosas, que se inflan con el agua.

SU PAPEL
- Se adhieren al agua como si fuesen una esponja y forman un gel viscoso que facilita el tránsito intestinal.
- Son útiles para regular la asimilación de los nutrientes (en el colon) y el funcionamiento del intestino.

LOS APORTES NUTRICIONALES ACONSEJADOS
Las necesidades en fibras para una persona varían en función de su edad, de su sexo y de su actividad física.

EN CASO DE APORTES INSUFICIENTES
Estreñimiento

Fuentes principales	
Fibras solubles	Fibras insolubles
Manzanas	Pan entero
Higos	Cereales
Zanahorias	Verduras
Patatas	Frutos secos
	Leguminosas

Aporte en fibras por familia de alimentos

Alimentos	Fibras (g/100 g)
CEREALES	
Germen de trigo[2]	14
Centeno[1]	13,2
Cebada[1]	9,8
Avena[1]	9,67
Quinoa[1]	6,64
Pan de centeno, y candeal	5,93
Pan entero o integral (de harina T150)	5,6
Pan artesanal de cereales	5,57
Harina de trigo tipo 550[1]	4,28
Mijo[1]	3,8
Sorgo[1]	3,7
Alforfón[1]	3,7
Pan corriente francés 400g o «boule»	3,43
Pan, baguette o «boule», de campo	3,36
Maíz dulce en espiga cocido[2]	3,3
Pan brioche o vienés	3,1
Pan, baguette, corriente	3,02
Pan de molde corriente	2,96
Trigo duro precocinado, granos enteros cocidos	2,58
Pastas alimenticias cocidas	2,28
Arroz completo cocido	2,16
Pastas alimenticias de huevo cocidas	1,5
Arroz blanco cocido	< 1,1
ESPECIAS, AROMATIZANTES, CONDIMENTOS Y HIERBAS AROMÁTICAS	
Canela	43,5
Cilantro, grano	41,9
Curry en polvo	33,2
Tomillo seco	27,8
Pimienta negra molida	26,5
Adormidera, grano seco[1]	20,5
Jengibre molido	14,1
Aceituna negra, entera o deshuesada, en salmuera	12,5
Comino, grano	10,5
Menta fresca	6,8

Alimentos	Fibras (g/100 g)
Aceituna verde, entera o deshuesada, en salmuera	12,5
Ajo fresco	4,7
Perejil fresco	4,3
Paprika	3,59
Albahaca fresca	3,4
Alcaparras	2,35
Perifolio fresco	2
Pepino en vinagre	1,9
Cebollino o cebolleta fresca	1,83
Chalote crudo	1,8
Cebolla cruda	1,42
Cebolla cocida	1,4
Mostaza, salsa condimentaria	< 1
Sal blanca alimenticia, iodada, no fluorada	0
Sal blanca alimenticia, no iodada, no fluorada	0
Sal marina gris, no iodada, no fluorada	0
FRUTAS	
Almendra (con piel)	12,6
Nuez de coco, almendra madura, fresca	11,7
Cacahuete, tostado, salado	11,4
Higo seco	11,4
Pistacho, tostado, salado	10,6
Fruta de la pasión fresca, pulpa y semillas	10,4
Piñón de pino	10
Nuez de pecán	9,52
Nuez de macadamia	8,6
Avellana	8,2
Nuez de Brasil	8,1
Dátil seco, pulpa y piel	8
Sésamo, grano	7,9
Casis fresco	7,8
Grosella fresca	7,4
Frambuesa	6,7
Zarzamora	6,6
Girasol, semilla (pipas)	6,4
Cacahuete o maní	6,2
Ciruela pasa	5,83
Nuez seca, carne verde	5,7

Alimentos	Fibras (g/100 g)
Aguacate, fresco, pulpa	5,18
Castaña, tostada	5,1
Castaña, cocida al agua	4,5
Anacardo, tostado, salado	4,4
Higo chumbo, pulpa y semillas	4,3
Caqui fresco, pulpa	4
Grosella espinosa fresca	3,93
Membrillo fresco	3,23
Plátano fresco, pulpa	< 3,1
Pasa	3,07
Pera fresca, pulpa y piel	3,03
Arándano rojo[1]	2,89
Melocotón fresco, pulpa y piel	2,85
Arándano negro fresco	2,47
Kiwi fresco, pulpa y semillas	2,4
Higo fresco	2,3
Ciruela reina-claudia, fresca	2,3
Granada fresca, pulpa y pepitas	2,27
Guayaba, esterilizada	2,03
Papaya fresca, pulpa	2,03
Ruibarbo cocido, azucarado	2
Limón fresco, pulpa	2
Manzana fresca, pulpa y piel	1,95
Fresa	1,87
Naranja fresca, pulpa	1,82
Mango fresco, pulpa	1,76
Albaricoque	1,7
Mandarina o clementina fresca, pulpa	1,7
Cereza	1,6
Piña fresca, pulpa	1,52
Lichi fresco, pulpa	1,3
Pomelo (llamado pamplemusa), fresco, pulpa	1,3
Uva negra, fresca	1,2
Uva blanca, fresca	0,9
Melón fresco, pulpa	0,85
Sandía fresca, pulpa	0,4
Naranja, zumo exprimido casero	0,1
Kumquat[1]	0

Alimentos	Fibras (g/100 g)
VERDURAS	
Alcachofa cocida	5,05
Concentrado de tomate	4,25
Patata frita o frita cocida, sin sal	3,9
Puerro cocido	3,2
Col de Bruselas cocida	< 3,2
Espinaca cocida	3,07
Batata cocida	2,9
Topinambur cocido	2,85
Apionabo cocido	2,6
Berenjena cocida	2,5
Potimarrón, pulpa cruda[3]	2,4
Col verde cocida	2,4
Remolacha roja cocida	2,3
Col roja cocida	2,3
Brócoli cocido	2,23
Nabo cocido	2,2
Zanahoria cruda	2,17
Chirivía[1]	2,13
Salsifí cocido	2,1
Acelga cocida	2,1
Patata cocida al agua	< 2,05
Zanahoria cocida	2
Coliflor cocida	2
Hinojo cocida al agua	2
Rábano negro crudo	1,9
Berro de agua crudo	1,89
Pimiento verde, amarillo o rojo, crudo	1,8
Espárrago cocido	1,7
Cardo crudo	1,6
Zapallo cocido	1,6
Tomate crudo	1,41
Calabacíin, pulpa y piel, cocida	1,35
Apio rama cocida	1,3
Ensalada verde, sin aderezar	1,3
Rábano rojo crudo	1,1
Calabaza[1]	1,08
Endivia cruda	1

Alimentos	Fibras (g/100 g)
Endivia cocida	1
Pepino crudo, pulpa	0,7
Tapioca cruda[3]	0,4
LEGUMINOSAS	
Soja, germen seco[1]	22
Judía verde cocida	6,3
Guisante cocido	6
Garbanzo cocido	4,8
Haba cocida	4,4
Lenteja cocida	4,2
Judía verde cocida	3,07
Tofu	0,5
CHOCOLATES, AZÚCARES, MIELES Y PRODUCTOS DE LA COLMENA	
Cacao, sin azúcar, polvo soluble	28,7
Chocolate negro, 40% de cacao mínimo, para repostería o para comer	7,3
Chocolate con leche, tableta	1,2
Miel	0,0667
Chocolate blanco, tableta	0
Azúcar blanco	0
Azúcar moreno	0

Los datos de los alimentos proceden de la Tabla de composición nutricional de los alimentos Ciqual 2013, con la excepción de:
1. SOUCI/FACHMAN/KRAUT
2. Afssa 2008
3. Tabla de composición nutricional de los alimentos Ciqual 1995

Sustancia indispensable para la vida, el colesterol es un componente lipídico (ácido graso) esencial de las paredes de nuestras células y de nuestros tejidos nerviosos.

Fabricamos dos tercios del colesterol (principalmente el hígado) que circula en nuestro cuerpo, y un tercio proviene de la alimentación.

El colesterol aportado por la alimentación influye muy poco en la tasa del colesterol sanguíneo de los individuos normales. Además, existe un sistema de regulación: cuando los aportes del colesterol por los alimentos disminuyen, la síntesis aumenta, y a la inversa.

En cambio, es la alimentación demasiada rica en grasas la que puede provocar el aumento de esta tasa de colesterol. Una tasa demasiado elevada puede tener consecuencia nefastas para el sistema cardiovascular.

Una alimentación equilibrada es un modo de vida «sano» que permite reducir la aparición de enfermedades cardiovasculares liadas al colesterol elevado.

SU PAPEL

Se utiliza en la fabricación de la vitamina D, de hormonas y de la estructura de las membranas celulares.

Fuentes principales	
Sesos	Hígado de ternera
Yema de huevo	Mantequilla
Hígado de bacalao en conserva	Crema fresca
Riñones de ternera	Sardinas
	Camarones

Aporte en colesterol por familia de alimentos

Alimentos	Colesterol (mg/100 g)
PESCADOS, MARISCO (CONCHAS) Y CRUSTACEOS	
Camarón cocido	280
Lumpo, huevos semiconserva[2]	253
Calamar, crudo	244
Anguila cocida al horno	161
Anchoa común cruda	145
Cangrejo de río crudo	126
Bocina o buccino cocido	125
Langostino, empanado, frito	110
Bogavante cocido al agua	110
Sepia cruda	110
Bígaro cocido	105
Carbonero cocido	105
Langosta cocida al agua	80
Lubina o lobina, al horno	78,3
Merluza, estofada	77,4
Limanda-lenguado, al vapor	73
Cangrejo o buey de mar cocido al agua	72
Eperlano crudo	71
Merlán frito	70,1
Dorada gris o grisácea, cruda	68,8
Lenguado al vapor	67,9
Raya cocida al caldo	67
Perca al horno	66,2
Lenguado al horno	65
Mújol al horno	63
Salmonete de roca, estofado	60,6
Pintarroja cocida	60,1
Caballa, filete al vino, esterilizado, escurrido	57,4
Merlán al vapor	55
Mejillón cocido al agua	54
Salmón ahumado	53,6
Pez espada al horno	52
Bacalao común al vapor	50
Arenque ahumado	49,9
Pulpo crudo	48

Alimentos	Colesterol (mg/100 g)
Trucha de crianza, ahumada	47,9
Sardina en aceite de oliva, conserva, escurrido	47,6
Venera, vieira y coral, cocida	47
Salmón al vapor	45,2
Atún al horno	43,5
Arenque a la plancha	43
Anchoa, filetes en aceite, semiconserva, escurrida	37,8
Eglefino empanado, frito	36,2
Anón ahumado o eglefino ahumado	36
Fletán del Atlántico crudo	35
Almeja, almejón o «clam» cocido al agua	34
Atún crudo	28
Ostra hueca cruda	20,3
Rape común o blanco a la plancha	20
Sardina a la plancha	0
Rodaballo al horno	0
Juliana o maruca azúl, cruda	0
Raya al horno	0
CEREALES	
Pan brioche o vienés	30,7
Pastas alimenticias de huevo cocidas	29,4
Pan de molde corriente	0,722
Pan completo o integral (de harina T150)	0,6
Pan, baguette o «boule», de campo	0,372
Arroz blanco cocido	0,302
Pan de cereales artesanal	< 0,5
Pastas alimenticias cocidas	< 0,331
Pan, baguette, corriente	< 0,1
Germen de trigo[2]	0
Maíz dulce en espiga cocido[2]	0
Pan corriente francés 400g o «boule»	0
Pan de centeno, y candeal	0
Arroz entero cocido	0
EMBUTIDOS	
Bloque de foie gras de pato, esterilizado	395
Paté de hígado de ave	391
«Andouillette», frita	344
Paté de campaña	140

Alimentos	Colesterol (mg/100 g)
Salchichón seco	98
Salchichón seco cerdo puro	97,5
Paté de hígado de cerdo	95
Chicharrones de carnes que no sean cerdo puro (ave…)	85
Chicharrones cerdo puro	83,5
Lardon natural, cocido	80,6
Morcilla, frita	73,8
Jamón crudo	72,2
Merguez, buey y oveja, cocido	71,4
Salchicha de Estrasburgo	70,5
Tocino graso, crudo[2]	70
Jamón seco, sin corteza, sin grasa	66,2
Morcilla blanca, frita	61,4
Jamón cocido superior	60,4
Paté en empanada	55,6
Jamón cocido superior, sin corteza, sin grasa	49,3
Jamón crudo, ahumado	48
Jamón cocido	43
Jamón cocido, ahumado	34,1
CARNES	
Ternera, cocida a fuego lento	114
Ternera, costilla, cocida	108
Cerdo, costado, a la brasa	98,1
Cordero, pierna asada	97,6
Buey, bistec, a la parrilla	91,3
Bistec molido 10% mg, cocido	85
Bistec molido 20% mg, cocido	83,7
Caballo, carne, asada	83,6
Cerdo, costilla, a la parrilla	83,5
Cerdo, asado, cocido	83,2
Buey, falda, cocido	81
Cerdo, filete, magro, asado, cocido	80
Bistec molido 15% mg, cocido	76,3
Bistec molido 5% mg, cocido	76
Buey, «pot-au-feu», cocido	75
Ternero, escalope, cocido	75
Bistec molido 20% mg, crudo	67,5

Alimentos	Colesterol (mg/100 g)
Bistec molido 15% mg, crudo	67
Bistec molido 10% mg, crudo	64,5
Buey, solomillo bajo, a la parrilla	60
Cordero, chuleta a la parrilla	48,9
Bistec molido 5% mg, crudo	48
Buey, entrecot, a la parrilla	45
Ternero, asado	26,2
Buey, rosbif, asado	18,1
PRODUCTOS DE CASQUERÍA	
Sesos, cerdo, a la brasa	2550
Sesos, cordero, cocido	2080
Riñón de cordero, a la brasa	588
Riñón, buey, cocido	576
Hígado, ave, cocido	530
Riñón, cerdo, cocido	480
Hígado, cordero, cocido	410
Riñón de ternera, a la brasa o frito	396
Hígado, ternera, cocida	376
Mollejas, buey, a la brasa o fritas	312
Hígado, ternera, cocida	292
Lengua, ternera, cocida	200
Corazón, buey, cocido	177
Lengua, buey, cocido	138
AVES	
Huevo duro	355
Huevo frito, salado	334
Huevo hervido	222
Pollo, muslo, carne y piel, asado	122
Pato, carne asada	119
Paloma, carne, asada	116
Pato, magret, frito	106
Oca, carne, asada	96
Gallina, carne y piel, hervida	94,8
Gallina, carne, hervida	82,8
Pintada, cruda[3]	75
Pavo, escalope, salteado	72,5
Pollo, blanco, sin piel, cocido	70,4
Pavo, carne, asada	0,7

Alimentos	Colesterol (mg/100 g)
CAZA	
Corzo, asado	112
Faisán, carne, asada	89
Codorniz, carne y piel, cocida	86
Conejo, carne cocida	75,9
QUESOS	
Beaufort[4]	120
Comté	115
Emmental rayado	107
Tomme de montaña o «Tomme de Saboya»	104
Brie	102
Parmesano	100
Raclette	99,6
Cantal, salers ou laguiole	99,1
Queso de cabra láctico madurado, con leche cruda (tipo crottin de Chavignol, Picodon, Rocamadour, Sainte-Maure)	97,4
Emmental	93,5
Bleu de Bresse	91
Roquefort	90
Reblochon	89,9
Gruyère	87,5
Gorgonzola	87
Colommiers	85
Blue d'Auvergne	80
Camembert alrededor 20% mg	72,2
Feta de oveja	70
Mozzarella	65,2
Camembert de leche cruda	64,8
Queso de cabra fresco, de leche pasteurizada o cruda (tipo crottin fresco o bûchette fresca)	63,8
PRODUCTOS LÁCTEOS Y CUERPOS GRASOS	
Mantequilla semisalada	228
Mantequilla sin sal	224
Mantequilla ligera 39-41% mg	84,5
Crema fresca ligera 15-20% mg, espesa	60,5
Crema fresca 30% mg, espesa, producto sección fresco	57
Leche entera, UHT	14

Alimentos	Colesterol (mg/100 g)
Leche entera pasteurizada	13,8
Leche de oveja entera	11,5
Leche de cabra, entera, UHT	10,5
Yogur de leche entera, natural	9,96
Yogur de leche entera, natural, azucarado	9,6
Leche semidesnatada, UHT	6,55
Leche semidesnatada, pasteurizada	6,45
Leche desnatada pasteurizada	2,57
Leche desnatada, UHT	2,5
Yogur parcialmente desnatado, natural	1,3
Margarina de 80% mg, en pan	0
ESPECIAS, AROMATIZANTES, CONDIMENTOS Y HIERBAS AROMÁTICAS	
Cebolla cocida	1,3
Cebolla cruda	1,05
Mostaza, salsa condimentaria	0,35
Aceituna negra, entera o deshuesada, en almuera	0,1
Aceituna verde, entera o deshuesada, en salmuera	0
Ajo fresco	0
Albahaca fresca	0
Alcaparras	0
Canela	0
Cebollino o cebolleta fresca	0
Chalote crudo	0
Cilantro, grano	0
Comino, grano	0
Curry en polvo	0
Jengibre molido	0
Menta fresca	0
Pepinillo en vinagre	0
Perejil fresco	0
Perifolio fresco	0
Pimienta negra molida	0
Sal blanca alimenticia, iodada, no fluorada	0
Sal blanca alimenticia, no iodada, no fluorada	0
Sal marina gris, no iodada, no fluorada	0
Tomillo seco	0

Alimentos	Colesterol (mg/100 g)
FRUTAS	
Anacardo, tostado, salado	1,78
Almendra (con piel)	< 1,19
Avellana	1,15
Nuez seca, carne verde	< 0,964
Mandarina o clementina fresca, pulpa	< 0,83
Higo seco	0,475
Ciruela pasa	0,4
Pistacho, tostado, salado	0,3
Fresa	< 0,21
Dátil seco, pulpa y piel	0,2
Pomelo (llamado pamplemusa), fresco, pulpa	0,15
Naranja fresca, pulpa	0,13
Albaricoque	< 0,1
Uva negra, fresca	< 0,09
Plátano fresco, pulpa	0,065
Grosella fresca	< 0,06
Melón fresco, pulpa	< 0,05
Frambuesa	< 0,04
Cereza	< 0,03
Casis fresco	< 0,03
Arándano fresco	< 0,02
Kiwi fresco, pulpa y semillas	< 0,01
Aguacate, fresco, pulpa	0
Cacahuete o maní	0
Cacahuete, tostado, salado	0
Caqui fresco, pulpa	0
Castaña cocida al agua	0
Castaña, tostada	0
Ciruela reina-claudia, fresca	0
Fruta de la pasión fresca, pulpa y pepitas	0
Girasol, semillas (pipas)	0
Granada fresca, pulpa y pepitas	0
Grosella espinosa fresca	0
Higo chumbo, pulpa y semillas	0
Higo fresco	0
Lichi fresco, pulpa	0
Limón fresco, pulpa	0

Alimentos	Colesterol (mg/100 g)
Limón, zumo exprimido casero o natural	0
Mango fresco, pulpa	0
Manzana fresca, pulpa y piel	0
Melocotón fresco, pulpa y piel	0
Membrillo fresco	0
Naranja, zumo exprimido casero o natural	0
Nuez de Brasil	0
Nuez de coco, almendra madura, fresca	0
Nuez de macadamia	0
Nuez de pacán	0
Papaya fresca, pulpa	0
Pasa	0
Pera fresca, pulpa y piel	0
Piña fresca, pulpa	0
Piñón de pino	0
Ruibarbo cocido, azucarado	0
Sandía fresca, pulpa	0
Sésamo, grano	0
Uva blanca, fresca	0
Zarzamora, fresca	0
VERDURAS	
Puerro cocido	< 0,53
Ensalada verde, sin aderezar	< 0,5
Rábano rojo crudo	< 0,19
Tomate crudo	< 0,11
Zanahoria cocida	< 0,106
Zanahoria cruda	< 0,1
Coliflor cocida	< 0,062
Alcachofa cocida	< 0,057
Brócoli cocido	0,49
Calabacín, pulpa y piel, cocido	0,35
Col verde cocida	0,333
Remolacha roja cocida	0,2
Patata cocida al agua	0,1
Acedera cocida al agua	0
Acelga cocida	0
Apio rama cocida	0
Apionabo cocido	0

Alimentos	Colesterol (mg/100 g)
Batata cocida	0
Berenjena cocida	0
Berro de agua crudo	0
Cardo cocido	0
Col de Bruselas cocida	0
Col roja cruda	0
Concentrado de tomate	0
Endivia cocida	0
Endivia cruda	0
Espárrago cocido	0
Espinaca cocida	0
Hinojo cocido al agua	0
Nabo cocido	0
Pepino crudo, pulpa	0
Pimiento verde, amarillo o rojo, crudo	0
Potimarrón, pulpa cruda[3]	0
Salsifí cocido	0
Tapioca cruda[3]	0
Topinambur cocida	0
Zapallo cocido	0
LEGUMINOSAS	
Haba cocida	1,15
Lenteja cocida	0,415
Judía verde cocida	0,108
Guisante cocido	0
Judía blanca cocida	0
Tofu	0
ACEITES Y VINAGRES	
Aceite de hígado de bacalao	510
Aceite de nuez	< 2,9
Aceite de colza	2,3
Aceite de maíz	1,5
Aceite de cacahuete	0,75
Aceite de girasol	< 0,4
Aceite de semillas de uva	0,4
Aceite de oliva virgen	< 0,2
Aceite de soja	0
Vinagre	0

Alimentos	Colesterol (mg/100 g)
CHOCOLATES, AZÚCARES, MIELES Y PRODUCTOS DE COLMENA	
Chocolate blanco, tableta	23
Chocolate negro, 40% de cacao mínimo, para repostería o para comer	21,4
Chocolate con leche, tableta	18,2
Cacao, sin azúcar, polvo soluble	2,86
Azúcar blanco	0
Azúcar moreno	0
Miel	0

Los datos de los alimentos proceden de la Tabla de composición nutricional de los alimentos Ciqual 2013, con la excepción de:
1. SOUCI/FACHMAN/KRAUT
2. Afssa 2008
3. Tabla de composición nutricional de los alimentos Ciqual 1995
4. www.i-dietetique.com

VITAMINAS

Las vitaminas son sustancias (pequeñas moléculas) sin valor energético, y que por tanto no tienen valor calórico.

Son indispensables para el buen funcionamiento del organismo, que es incapaz de producirlas, con la excepción de la vitamina D. El aporte vitamínico está cubierto esencialmente por la alimentación.

Están implicadas en numerosas funciones biológicas: construcción (crecimiento, desarrollo del esqueleto...), funcionamiento y mantenimiento (transformación y utilización de los macronutrientes, visión, coagulación de la sangre, sistema muscular, nervioso, inmunitario, fabricación del ADN, antioxidantes...).

El contenido vitamínico de los alimentos en el momento de la recolección varía considerablemente en función de numerosos factores como la estación, el grado de madurez, la temperatura, las condiciones de crianza...

Existen trece vitaminas que clasificamos según su modo de asimilación:

- Las vitaminas liposolubles (solubles en los cuerpos grasos y no solubles en el agua): se pueden almacenar en el cuerpo, puestas en reserva en los tejidos adiposos o en el hígado si no se utilizan inmediatamente. Si se toman en exceso, pueden ser tóxicas, ya que el organismo las almacena. Estas son la vitamina A (retinol y beta-caroteno), la vitamina D (calciferol), la vitamina E (tocoferol) y la vitamina K (filoquinona).

- Las vitaminas hidrosolubles (solubles en agua): no se almacenan en el cuerpo. Son la vitamina C (ácido ascórbico), la vitamina B_1 (tiamina), la vitamina B_2 (riboflavina), la vitamina B_3 o PP (niacina o nicotinamida), la vitamina B_5 (ácido pantoténico), la vitamina B_6 (piridoxina), la vitamina B_8 o H (biotina), la vitamina B_9 (ácido fólico) y la vitamina B_{12} (cobalamina).

La vitamina A se encuentra en los alimentos bajo dos formas originarias de fuentes diferentes: el retinol (origen animal) y el betacaroteno (origen vegetal).

Esencial para la visión, es su papel en la retina que le ha dado el nombre de «retinol». Mejora especialmente la visión nocturna.

Los carotenoides son los pigmentos sintetizados por los vegetales, contribuyen a la coloración amarilla, naranja o roja de numerosas frutas o verduras (zanahoria, maíz, tomate, albaricoque...).

Es sensible al calor (la cocción destruye parte de esta vitamina), al oxígeno y a la luz (mantener los alimentos que la contienen alejados de estos elementos). Se aconseja a los fumadores un aporte ligeramente superior al de la población general de vitaminas A y C (¡sobre todo se les aconseja dejar de fumar o reducir el número de cigarrillos!).

SU PAPEL
- Indispensable en el crecimiento.
- Necesario para un buen estado de la piel, del pelo y de las mucosas.
- Antiinfecciosa.

EN CASO DE APORTES INSUFICIENTES
- Pérdida de apetito.
- Tez apagada.
- Piel seca.
- Retraso del crecimiento.
- Alergia.
- Trastornos de visión.

Fuentes principales	
Retinol	Betacarotenos
Aceite de hígado de bacalao	Zanahorias
Hígado	Brócoli
Anguila	Calabazas
Riñones	Verduras de hojas verdes
Leche entera	Batatas
Quesos	Pimiento rojo
Mantequilla	Mango
Pescados grasos	Zapallos
Huevos	Albaricoques secos
Cremas	Melones
	Espinacas

Aportes nutricionales aconsejados por día en vitamina A (retinol y betacaroteno)		
Niños	1-3 años	400 µg
	4-6 años	450 µg
	7-9 años	500 µg
	10-12 años	550 µg
Adolescentes (H)	13-15 años	700 µg
	16-19 años	800 µg
Adolescentes (M)	13-15 años	600 µg
	16-19 años	600 µg
Hombres adultos		800 µg
Mujeres adultas		600 µg
Personas mayores		700 (H) µg
> 75 años		600 (M) µg

Centro nacional de estudios y de recomendaciones sobre la nutrición y la alimentación, CNERNA

Es sensible al calor (la cocción destruye una parte de esta vitamina), al aire y a la luz (mantener los alimentos que la contienen alejados de estos elementos).

Un consumo excesivo de alcohol favorece una deficiencia de varias vitaminas del grupo B, en especial la B_1 (tiamina). El té y el café consumidos en grandes cantidades destruyen la vitamina B_1.

El beriberi es causado por una deficiencia severa de vitamina B_1, sigue causando estragos en países donde el arroz blanco es el alimento básico.

SU PAPEL

- Permite la transformación de los glúcidos, lípidos y del alcohol en energía.
- Ayuda en la transmisión del impulso nervioso.
- Importante en la función muscular general y cardíaca en particular.
- Regula la tensión arterial.
- Favorece el crecimiento.

EN CASO DE APORTES INSUFICIENTES

- Pérdida de apetito
- Trastornos mentales
- Inflamación de las membranas
- Debilidad muscular

Fuentes principales	
Cereales	Pescados
Levadura de cerveza	Yogures
Gérmenes de trigo	Quesos
Leguminosas	Carnes
Patatas	Huevos
Carnes de cerdo	Frutas oleaginosas

Aportes nutricionales aconsejados por día en vitamina B₁ (tiamina)		
Niños	1-3 años 4-6 años 7-9 años 10-12 años	0,4 mg 0,6 mg 0,8 mg 1 mg
Adolescentes (H)	13-15 años 16-19 años	1,3 mg 1,3 mg
Adolescentes (M)	13-15 años 16-19 años	1,1 mg 1,1 mg
Hombres adultos		1,3 mg
Mujeres adultas		1,1 mg
Personas mayores > 75 años		1,2 mg

Centro nacional de estudios y de recomendaciones sobre la nutrición y la alimentación, CNERNA

VITAMINA B$_2$
Riboflavina

El organismo tiene una capacidad débil para almacenarla, por lo que es importante tener aportes suficientes cada día. Es sensible al calor (la cocción destruye una parte de esta vitamina) y a la luz (mantener los alimentos alejados de esta).

SU PAPEL

- Esencial para la transformación de alimentos en energía.
- Necesaria al metabolismo de otras vitaminas (B$_3$ y B$_6$).

EN CASO DE APORTES INSUFICIENTES

- Anemia
- Caída del pelo
- Eczema
- Picazón de los ojos, conjuntivitis
- Labios secos
- Su carencia es rara ya que se encuentra en numerosos alimentos, pero puede concernir a las personas mayores o enfermas.

Fuentes principales	
Leche	Champiñones
Quesos	Huevos
Yogures	Pescados
Levadura de cerveza	Almendras
Hígado	Verduras frescas

Aportes nutricionales aconsejados por día en vitamina B$_2$ (riboflavina)		
Niños	1-3 años	0,8 mg
	4-6 años	1 mg
	7-9 años	1,3 mg
	10-12 años	1,4 mg (Niño)
		1,3 mg (Niña)
Adolescentes (H)	13-15 años	1,6 mg
	16-19 años	1,6 mg
Adolescentes (M)	13-15 años	1,4 mg
	16-19 años	1,4 mg
Hombres adultos		1,6 mg
Mujeres adultas		1,5 mg
Personas mayores > 75 años		1,6 mg

Centro nacional de estudios y de recomendaciones sobre la nutrición y la alimentación, CNERNA

La vitamina B_3 es la más resistente de todas las vitaminas, no es sensible ni al calor, ni al aire, ni a la luz.

SU PAPEL

Indispensable para el buen funcionamiento del sistema nervioso, hormonal y digestivo.
Tonifica y flexibiliza los vasos sanguíneos.
Contribuye a mantener en buen estado la piel.
Influencia en el humor.

EN CASO APORTES INSUFICIENTES

- Sensación de fatiga
- Depresión
- Erupciones cutáneas
- Carencia específica de niacina es rara (se manifiesta en el cuadro de una desnutrición global).

Fuentes principales	
Hígado	Gérmenes de trigo
Carnes	Cereales
Aves	Pan entero
Verduras secas	Frutos secos
Pescados grasos	Productos lácteos
Champiñones	Leguminosas
Levadura de cerveza	

127

Aportes nutricionales aconsejados por día en vitamina B_3 o PP (niancina o nicotinamida)		
Niños	1-3 años	6 mg
	4-6 años	8 mg
	7-9 años	9 mg
	10-12 años	10 mg
Adolescentes (H)	13-15 años	13 mg
	16-19 años	14 mg
Adolescentes (M)	13-15 años	11 mg
	16-19 años	11 mg
Hombres adultos		14 mg
Mujeres adultas		11mg
Personas mayores > 75 años		14 mg (H)
		11 mg (M)

Centro nacional de estudios y de recomendaciones sobre la nutrición y la alimentación, CNERNA

VITAMINA B$_5$
Ácido pantoteico

Está presente en la mayoría de los productos de origen animal o vegetal. Sensible al calor, la cocción destruye una parte de esta vitamina.

SU PAPEL
- Contribuye al buen funcionamiento del sistema nervioso, principalmente del cerebro.
- Indispensable para el crecimiento.
- Buena para la piel y el pelo.

EN CASO DE APORTES INSUFICIENTES
- Fatiga
- Cabello graso
- Dolores de cabeza
- Calambres
- Uñas quebradizas
- Mareos
- Caída del cabello
- Insomnio
- Crecimiento retrasado
- Las carencias son raras, ya que se encuentra en numerosos alimentos

Fuentes principales	
Levadura de cerveza	Aves
Marisco (conchas)	Cereales
Hígado	Leguminosas
Riñones	Champiñones
Leche	Carnes
Huevos	Quesos
Pescados	

Aportes nutricionales aconsejados por día en vitamina B$_5$ (ácido pantoténico)		
Niños	1-3 años	2,5 mg
	4-6 años	3 mg
	7-9 años	3,5 mg
	10-12 años	4 mg
Adolescentes (H)	13-15 años	4,5 mg
	16-19 años	5 mg
Adolescentes (M)	13-15 años	4,5 mg
	16-19 años	5 mg
Hombres adultos		5 mg
Mujeres adultas		5mg
Personas mayores > 75 años		5 mg

Centro nacional de estudios y de recomendaciones sobre la nutrición y la alimentación, CNERNA

VITAMINAS B$_6$
Piridoxina

Esta vitamina está presente esencialmente en los alimentos ricos en proteínas. Pero a pesar de las numerosas fuentes alimenticias, 10 a 20 % de la población adulta tiene aportes demasiado débiles…

Es sensible al calor (la cocción destruye una parte de esta vitamina), al aire y a la luz (mantener los alimentos que la contienen alejados de estos elementos).

El médico puede prescribir esta vitamina para aliviar los trastornos menstruales.

SU PAPEL

- Necesaria para el metabolismo de las proteínas.
- Regulariza las funciones del sistema nervioso, de la piel y del hígado.
- Favorece la producción de los glóbulos rojos, refuerza las defensas inmunitarias.
- Disminuye la fatiga muscular.
- Antiestrés.
- Regula el humor.

EN CASO DE APORTES INSUFICIENTES

- Trastornos del sueño
- Anemia
- Irritabilidad
- Nervios
- Erupciones en la piel
- Náuseas
- Vértigos
- Las mujeres que toman la píldora o beben mucho alcohol necesitan un aumento de aportes de vitamina B$_6$.

Fuentes principales			
Productos de casquería Carnes Pescados Marisco	Hígado Leche Yema de huevo Levadura de cerveza	Cereales enteros Patatas Gérmenes de trigo Productos lácteos	Leguminosas Plátanos Coliflor Verduras verdes cocidas

129

Aportes nutricionales aconsejados por día en vitamina B_6 (piridoxina)		
Niños	1-3 años	0,6 mg
	4-6 años	0,8 mg
	7-9 años	1 mg
	10-12 años	1,3 mg
Adolescentes (H)	13-15 años	1,6 mg
	16-19 años	1,8 mg
Adolescentes (M)	13-15 años	1,5 mg
	16-19 años	1,5 mg
Hombres adultos		1,8 mg
Mujeres adultas		1,5mg
Personas mayores > 75 años		2,2 mg

Centro nacional de estudios y de recomendaciones sobre la nutrición y la alimentación, CNERNA

La ausencia de este constituyente en las tablas nutricionales se debe a la representatividad insuficiente de los datos de composición disponibles de los alimentos consumidos (en Francia), sea la ausencia de carencias o de deficiencias en la población francesa (las carencias son raras ya que se encuentran en numerosos alimentos, también es producida por la flora intestinal).
Es sensible al calor (la cocción destruye una parte de esta vitamina).

SU PAPEL
- Necesaria para la formación de las células nerviosas y de los glóbulos rojos.
- Ayuda a que haya un buen funcionamiento del hígado y de los intestinos.

EN CASO DE APORTES INSUFICIENTES
- Cabellos grasos
- Caída de cabello
- Uñas quebradizas
- Fatiga
- Piel seca
- Anorexia
- Dolores musculares

Fuentes principales	
Hígado Riñones Yema de huevo	Productos lácteos Soja y arroz entero

Aportes nutricionales aconsejados por día en vitamina B₈ o vitamina H (biotina)		
Niños	1-3 años 4-6 años 7-9 años 10-12 años	12 µg 20 µg 25 µg 35 µg
Adolescentes (H)	13-15 años 16-19 años	45 µg 50 µg
Adolescentes (M)	13-15 años 16-19 años	45 µg 50 µg
Hombres adultos		50 µg
Mujeres adultas		50 µg
Personas mayores > 75 años		60 µg

Centro nacional de estudios y de recomendaciones sobre la nutrición y la alimentación, CNERNA

Es sensible al calor (la cocción destruye una parte de esta vitamina), al aire y a la luz (mantener los alimentos que la contienen alejados de estos elementos).

5 a 10% de las mujeres jóvenes y de las pernonas mayores tienen una carencia de vitamina B$_9$.

Una alimentación desequilibrada, un consumo bajo en verduras frescas, un tabaquismo severo… son factores de riesgo de carencia.

SU PAPEL

- Necesaria para la división celular, a la formación del ADN, para la síntesis de las proteínas, para el buen desarrollo del sistema nervioso.
- Rol esencial para la reproducción, para la formación en la hemoglobina de las proteínas que contienen hierro, necesarias para fabricar los glóbulos rojos.
- Indispensable para el crecimiento.
- Indispensable durante el embarazo.

132

EN CASO DE APORTES INSUFICIENTES

- Trastornos del sueño
- Agotamiento
- Tez pálida
- Náuseas
- Diarrea
- Falta de apetito
- Retraso de crecimiento
- Pérdida de memoria
- Mala concentración

Fuentes principales	
Verduras verdes de hojas (espinacas, ensaladas, berros…) Frutas oleaginosas Levadura de cerveza	Hígado Frutas frescas Huevos Quesos Leguminosas

Aportes nutricionales aconsejados por día en vitamina B$_9$ (ácido fólico)		
Niños	1-3 años	100 µg
	4-6 años	150 µg
	7-9 años	200 µg
	10-12 años	250 µg
Adolescentes (H)	13-15 años	300 µg
	16-19 años	330 µg
Adolescentes (M)	13-15 años	300 µg
	16-19 años	300 µg
Hombres adultos		330 µg
Mujeres adultas		300 µg
Personas mayores > 75 años		300-400 µg

Centro nacional de estudios y de recomendaciones sobre la nutrición y la alimentación, CNERNA

VITAMINA B$_{12}$
Cobalamina

Toda alimentación que contenga proteínas de origen animal proporciona vitamina B$_{12}$ en cantidades suficientes. Es sensible al calor (la cocción destruye una parte de esta vitamina), al aire y a la luz (mantener los alimentos que la contienen alejados de estos elementos).

SU PAPEL
- Favorece la formación de glóbulos rojos.
- Interviene en el buen funcionamiento del sistema nervioso.
- Mejora la cantidad de la piel y del cabello.
- Necesario para el crecimiento.

EN CASO DE APORTES INSUFICIENTES
- Trastornos del comportamiento, de la memoria y de la visión
- Anemia
- Anorexia
- Falta de apetito
- Depresión
- Irritabilidad
- Inflamación de la lengua

Fuentes principales	
Hígado	Leche
Riñones	Pescados
Yema de huevo	Carnes y algas
Quesos	

Aportes nutricionales aconsejados por día en vitamina B$_{12}$ (cobalamina)		
Niños	1-3 años	0,8 µg
	4-6 años	1,1 µg
	7-9 años	1,4 µg
	10-12 años	1,9 µg
Adolescentes (H)	13-15 años	2,3 µg
	16-19 años	2,4µg
Adolescentes (M)	13-15 años	2,3µg
	16-19 años	2,4 µg
Hombres adultos		2,4 µg
Mujeres adultas		2,4µg
Personas mayores > 75 años		3 µg

Centro nacional de estudios y de recomendaciones sobre la nutrición y la alimentación, CNERNA

Es la más frágil de las vitaminas, es sensible al calor (la cocción destruye una parte de esta vitamina), al aire y a la luz (mantener los alimentos que la contienen alejados de estos elementos).

Para mantener al máximo todos los beneficios de la vitamina C en las verduras, no hay que empaparlas sino simplemente enjuagarlas bajo el agua y frotarlas.

Se utiliza en la industria alimenticia como aditivo (antioxidante E300) para las cerveza, los siropes, las leches concentradas o en polvo…

Cuidado, en fuertes dosis la vitamina C puede impedir que puedas dormir.

Se aconseja un suplemento de 20% para los que fumen más de 10 cigarrillos al día.

SU PAPEL

- Refuerza el sistema inmunitario.
- Antifatiga física e intelectual.
- Antioxidante, antiinfecciosa, antiestresante.
- Regula el tono cardíaco muscular e intestinal.

EN CASO DE APORTES INSUFICIENTES

- Fatiga
- Pérdida de apetito
- Despertares difíciles
- Resfriados repetidos
- Ansiedad
- Depresión
- Dolores musculares
- Alergias
- Las personas mayores cuya alimentación esta constituida a menudo de conservas y de pocas frutas frescas tienen a veces carencias en vitaminas C.

Fuentes principales			
Cítricos	Hinojo	Fresas	Chiles
Pimientos	Verduras de	Casis	Frutas
Perejil	hojas	Nabos	Patatas
Estragón	Hígado		
	Kiwis		

Aportes nutricionales aconsejados por día en vitamina C (ácido ascórbico)		
Niños	1-3 años 4-6 años 7-9 años 10-12 años	60 mg 75 mg 90 mg 100 mg
Adolescentes (H)	13-15 años 16-19 años	110 mg 110 mg
Adolescentes (M)	13-15 años 16-19 años	110 mg 110 mg
Hombres adultos		110 mg
Mujeres adultas		110 mg
Personas mayores > 75 años		120 mg

Centro nacional de estudios y de recomendaciones sobre la nutrición y la alimentación, CNERNA

136

Es fabricada esencialmente por nuestro cuerpo por la acción de los rayos de sol en nuestra piel. Una exposición de 15 minutos por día aumentará la tasa de vitamina D. Es sensible al calor (la cocción destruye una parte de esta vitamina), al aire y a la luz (mantener los alimentos que la contienen alejados de estos elementos).

En la actividad parece que una carencia incluso moderada de vitamina D puede tener consecuencias a largo plazo. Podría impedir que se adquiera una masa ósea óptima cuando esta carencia se produce durante la adolescencia, o contribuye a disminuir la masa ósea en el caso de una mujer joven, cuando se produce durante el embarazo o la lactancia.

La prescripción terapéutica de vitamina D tras los 65 años limita la pérdida ósea y disminuye el riesgo de fractura del cuello del fémur.

SU PAPEL

- Ayuda a fijar el calcio, favorece el crecimiento y la formación de los huesos (previene la osteoporosis).
- Necesaria en la asimilación del fósforo.

EN CASO DE APORTES INSUFICIENTES

- Dolores óseos y musculares
- Aumento de la fragilidad de los huesos, fracturas
- Deformación del esqueleto en el caso de los niños

Fuentes principales	
Aceite de hígado de pescados Pescados grasos Yema de huevo Mantequilla	Levadura de cerveza Leche Quesos Yogures

Aportes nutricionales aconsejados por día en vitamina D (Calciferol)		
Niños	1-3 años	10 µg
	4-6 años	5 µg
	7-9 años	5 µg
	10-12 años	5 µg
Adolescentes (H)	13-15 años	5 µg
	16-19 años	5µg
Adolescentes (M)	13-15 años	5µg
	16-19 años	5 µg
Hombres adultos		5 µg
Mujeres adultas		5µg
Personas mayores > 75 años		10-15 µg

Centro nacional de estudios y de recomendaciones sobre la nutrición y la alimentación, CNERNA

138

Es sensible al calor (la cocción destruye una parte de esta vitamina), al aire y a la luz (mantener los alimentos que la contienen alejados de estos elementos).

SU PAPEL
- Antioxidante (belleza de la piel).
- Contribuye al buen estado de los tejidos.

EN CASO DE APORTES INSUFICIENTES
- Pérdida muscular
- Aparición precoz de manchas de vejez
- Anemia y deterioro del sistema nervioso (solamente en el caso de los sujetos que no asimilan las grasas y los prematuros)

Fuentes principales	
Germen de trigo	Frutas oleaginosas
Aceites y margarinas vegetales	Verduras verdes
	Huevos
aceite de hígado de bacalao	Pescados grasos
Leguminosas	

Aportes nutricionales aconsejados por día en vitamina E (tocoferol)		
Niños	1-3 años	6 mg
	4-6 años	7,5 mg
	7-9 años	9 mg
	10-12 años	11 mg
Adolescentes (H)	13-15 años	12 mg
	16-19 años	12 mg
Adolescentes (M)	13-15 años	12 mg
	16-19 años	12 mg
Hombres adultos		12 mg
Mujeres adultas		12 mg
Personas mayores > 75 años		20-50 mg

Centro nacional de estudios y de recomendaciones sobre la nutrición y la alimentación, CNERNA

VITAMINA K
Filoquinona

Es sensible a la luz (mantener los alimentos alejados de esta). Proviene esencialmente de las verduras de la alimentación (K_1) y de la síntesis intestinal por la flora intestinal (K_2).

Existen pocos datos sobre sobre la composición de los alimentos en vitamina K por la complejidad de su dosis.

La ausencia de este constituyente en las tablas nutricionales se debe por otra parte a la ausencia de las carencias o deficiencias en la población francesa.

SU PAPEL
- Indispensable para la coagulación de la sangre.
- Favorece la transmisión del impulso nervioso.
- Antianémico.

EN CASO DE APORTES INSUFICIENTES
Puede provocar hemorragias, sobre todo en caso de los bebés (pasa difícilmente la barrera placentaria).

Fuentes principales	
Verduras verdes (coles, espinacas, perejil...)	Aceite de colza y aceite de soja

Aportes nutricionales aconsejados por día en vitamina K (Filoquinona)		
Niños	1-3 años	15 µg
	4-6 años	20 µg
	7-9 años	30 µg
	10-12 años	40 µg
Adolescentes (H)	13-15 años	45 µg
	16-19 años	65µg
Adolescentes (M)	13-15 años	45µg
	16-19 años	65 µg
Hombres adultos		45 µg
Mujeres adultas		45µg
Personas mayores > 75 años		70 µg

Centro nacional de estudios y de recomendaciones sobre la nutrición y la alimentación, CNERNA

ELEMENTOS
MINERALES

Los elementos minerales son sustancias nutritivas (moléculas pequeñas) sin valor energético, que por tanto no tienen valor calórico.

Participan en la constitución de los tejidos (huesos, dientes, sangre) y facilitan las funciones bioquímicas del organismo.

Como el riñón los elimina diariamente, nuestra alimentación debe aportar cada día cantidades suficientes. Su buen equilibrio favorece las defensas naturales.

Se clasifican en dos grupos:
- Las sales minerales que están presentes en cantidades importantes en el cuerpo humano (4% del peso): azufre (S), calcio (Ca), cloro (Cl), fósforo (P), magnesio (MG), potasio (K), sodio (Na).
- Los oligoelementos que están presentes en muy pequeñas cantidades en el cuerpo. También se llaman «elementos traza». Son necesarios en cantidades pequeñas, de 0,1 a 10 mg por día: hierro (Fe), flúor (F), cobre (Cu), cromo (Cr), manganeso (Mn), selenio (Se), silicio (Si), yodo (I), zinc (Zn).

AZUFRE (S)

Si las necesidades en proteínas son satisfechas, las de azufre lo son también, ya que este se encuentra en todas las proteínas animales.

La ausencia de este constituyente en las tablas nutricionales se debe a la ausencia de carencias en la población francesa. Por tanto, no hay aportes aconsejados para el azúfre.

SU PAPEL

- Contribuye a la formación de la piel, del cabello, de las uñas y de los cartílagos.
- Ayuda a las células a deshacerse de las toxinas.

EN CASO DE APORTES INSUFICIENTES

Las carencias en azúfre son prácticamente inexistentes en los países industrializados.

Fuentes principales	
Carnes	Ajo
Pescados	cebollas
Aves	Puerros
Huevos	Coles
Levadura de cerveza	Rábanos negros
Verduras secas	Nabos
Soja	

CALCIO (Ca)

SU PAPEL

- Mayor constituyente de hueso y dientes, asegura su rigidez y solidez.
- Importante en la coagulación de la sangre y en la contractura muscular (calambres).
- Asegura una buena circulación del impulso nervioso.
- Juega un papel importante durante el crecimiento.

EN CASO DE APORTES INSUFICIENTES

- Insomnio
- Crisis de tetania
- Osteopororsis
- Calambres
- Nervios
- Espasmofilia
- Fatiga

Una carencia en calcio conlleva a una fragilidad de los huesos (cuidado, las mujeres con menopausia corren mayores riesgos).

Fuentes principales	
Quesos, productos lácteos, leche	Aguas minerales ricas en calcio

Aportes nutricionales aconsejados por día en calcio (Ca)		
Niños	1-3 años 4-6 años 7-9 años 10-12 años	500 mg 700 mg 900 mg 1200 mg
Adolescentes (H)	13-15 años 16-19 años	1200 mg 1200 mg
Adolescentes (M)	13-15 años 16-19 años	1200 mg 1200 mg
Hombres adultos		900 mg
Mujeres adultas		900 mg
Hombres > 65 años		1200 mg
Mujeres > 55 años		1200 mg
Personas mayores > 75 años		1200 mg

Centro nacional de estudios y de recomendaciones sobre la nutrición y la alimentación, CNERNA

CLORO (CI)

La ausencia de este constituyente en las tablas nutricionales se debe, o a la reprensentatividad insuficiente de los datos de composición disponibles de los alimentos consumidos en Francia, o por la ausencia de las carencias o deficiencias en la población francesa.

SU PAPEL
- Regulariza los cambios entre el interior y el exterior de las células.
- Ayuda con la repartición del agua en el organismo con el sodio y potasio.
- Tiene un papel en la digestión.

EN CASO DE APORTES INSUFICIENTES
Las carencias en cloro son prácticamente inexistentes en los países industrializados.

Fuentes principales	
Sal	Condimentos
Platos cocinados	Quesos
Pan	Galletas
Embutidos	Pasteles

COBRE (Cu)

Las carencias de cobre son excepcionalmente en los países desarrollados.

Cuidado, el exceso de cobre es responsable de endurecimiento de las arterias, del insomnio y de artrosis.

SU PAPEL

Interviene en la calidad de los cartílagos, de la mineralización de los huesos, de la regulación de los neurotransmisores, de la inmunidad, del metabolismo del hierro…

EN CASO DE APORTES INSUFICIENTES

- Anemia
- Osteoporosis

Fuentes principales	
Hígado de ternera	Ostras
Aguacate	Marisco (conchas)
Chocolate	Cereales
Nuez	Frutos secos
	Leguminosas

145

Aportes nutricionales aconsejados por día en cobre (Cu)		
Niños	1-3 años	0,8 mg
	4-6 años	1 mg
	7-9 años	1,2 mg
	10-12 años	1,5 mg
Adolescentes (H)	13-15 años	1,5 mg
	16-19 años	1,5 mg
Adolescentes (M)	13-15 años	1,5 mg
	16-19 años	1,5 mg
Hombres adultos		2,0 mg
Mujeres adultas		1,5 mg
Hombres > 65 años		1,5 mg
Mujeres > 55 años		1,5 mg
Personas mayores > 75 años		1,5 mg

Centro nacional de estudios y de recomendaciones sobre la nutrición y la alimentación, CNERNA

CROMO (Cr)

Las necesidades en cromo son las más importantes para las personas mayores, los jóvenes, las mujeres embarazadas y los diabéticos.

La ausencia de este constituyente en las tablas nutricionales se debe, o a la represpentatividad insuficiente de los datos de composición disponibles de los alimentos consumidos en Francia, o por la ausencia de las carencias o deficiencias en la población francesa.

SU PAPEL

- Regula la tasa de azúcar en la sangre.
- Favorece la síntesis del colesterol.
- Protege las arterias.

EN CASO DE APORTES INSUFICIENTES

- Aumentos de la tasa de azúcar en la sangre y del colesterol.

Fuentes principales	
Gérmenes de trigo	Patatas
Levadura de cerveza	Nueces
Hígado de ternera	Especias
Hígado de buey	Yemas de huevos
Champiñones	Cereales enteros

Aportes nutricionales aconsejados por día en cromo (Cr)		
Niños	1-3 años	25 µg
	4-6 años	35 µg
	7-9 años	40 µg
	10-12 años	45 µg
Adolescentes (H)	13-15 años	50 µg
	16-19 años	50µg
Adolescentes (M)	13-15 años	50 µg
	16-19 años	50 µg
Hombres adultos		65 µg
Mujeres adultas		55 µg
Hombres > 65 años		70 µg
Mujeres > 55 años		60 µg
Personas mayores > 75 años		–

Centro nacional de estudios y de recomendaciones sobre la nutrición y la alimentación, CNERNA

FLÚOR (F)

La ausencia de este constituyente en las tablas nutricionales se debe, o a la reprensentatividad insuficiente de los datos de composición disponibles de los alimentos consumidos en Francia, o por la ausencia de las carencias o deficiencias en la población francesa.

SU PAPEL
Contribuye en la mineralización de los huesos y de la solidez de los dientes (mantiene el esmalte dental y previene la carie).

EN CASO DE APORTES INSUFICIENTES
- Caries dentarias
- Retraso del crecimiento
- Ligamentos alargados que conllevan a esguinces

Fuentes principales	
Algunas aguas minerales	Sales fluoradas
Té	Pescados

Aportes nutricionales aconsejados por día en flúor (F)		
Niños	1-3 años	0,5 mg
	4-6 años	0,8 mg
	7-9 años	1,2 mg
	10-12 años	1,5 mg
Adolescentes (H)	13-15 años	2,0 mg
	16-19 años	2,0 mg
Adolescentes (M)	13-15 años	2,0 mg
	16-19 años	2,0 mg
Hombres adultos		2,5 mg
Mujeres adultas		2,0 mg
Hombres > 65 años		2,5 mg
Mujeres > 55 años		2,0mg
Personas mayores > 75 años		2,0 mg

Centro nacional de estudios y de recomendaciones sobre la nutrición y la alimentación, CNERNA

FÓSFORO (P)

Una carencia de fósforo es excepcional, ya que este mineral está prácticamente presente en todos los alimentos.

SU PAPEL
- Constituyentes de huesos y dientes.
- Constituyente fundamental de toda célula viva.
- Contribuye a la mineralización del esqueleto junto con el calcio.
- Favorece la digestión, el buen funcionamiento de las células nerviosas.

EN CASO DE APORTES INSUFICIENTES
- Gran fatiga
- Osteoporosis
- Debilidad muscular
- Pérdida de apetito

Fuentes principales	
Leche	Carnes
Productos lácteos	Pescados

Aportes nutricionales aconsejados por día en fósforo (P)		
Niños	1-3 años	360 mg
	4-6 años	450 mg
	7-9 años	600 mg
	10-12 años	830 mg
Adolescentes (H)	13-15 años	830 mg
	16-19 años	800 mg
Adolescentes (M)	13-15 años	800 mg
	16-19 años	800 mg
Hombres adultos		750 mg
Mujeres adultas		750 mg
Hombres > 65 años		750 mg
Mujeres > 55 años		800mg
Personas mayores > 75 años		800 mg

Centro nacional de estudios y de recomendaciones sobre la nutrición y la alimentación, CNERNA

HIERRO (Fe)

Se distinguen dos tipos de hierro en los alimentos: el hierro de origen animal y el hierro de origen vegetal. Hay que diferenciarlos bien, ya que la absorción no es la misma. Cuidado, el té y el té en grandes cantidades frenan la absorción del hierro.

Las mujeres deben ser más vigilantes a los aportes en hierro ya que son generalmente cosumidoras pequeñas de carnes. Además, sufren más perdidas de hierro cada mes por las reglas.

SU PAPEL

- Componente esencial de los glóbulos rojos (hemoglobinas).
- Favorece el transporte del oxígeno en la sangre y el endurecimiento de las arterias.
- Refuerza las defensas inmunitarias.

EN CASO DE APORTES INSUFICIENTES

- Fatiga
- Anemia
- Trastornos de la vista
- Pérdida de atención y de memoria
- Palidez
- Uñas quebradizas

Fuentes principales	
Origen animales (hierro hemínico)	Origen vegetales (hierro no hemínico)
Carnes, productos de casquería, aves, pescados… Globalmente, el 25% de este hierro es absorbido para que el organismo pueda usarlo. Su absorción intestinal está poco influida por los alimentos que le acompañan.	Cereales, frutas, verduras, huevos… Su asimilación varía en función de los alimentos en los que se encuentra. Entre el 1% y 10% del promedio de este hierro son absorbidos. Su absorción por el organismo está muy influenciada por los alimentos que componen la comida (por ejemplo, el té disminuye la absorción mientras que la vitamina C la aumenta).

Aportes nutricionales aconsejados por día en hierro (Fe)		
Niños	1-3 años	7 mg
	4-6 años	7 mg
	7-9 años	8 mg
	10-12 años	10 mg
Adolescentes (H)	13-15 años	13 mg
	16-19 años	16 mg
Adolescentes (M)	13-15 años	13 mg
	16-19 años	16 mg
Hombres adultos		9 mg
Mujeres adultas		16 mg
Hombres > 65 años		9 mg
Mujeres > 55 años		9 mg
Personas mayores > 75 años		10 mg

Centro nacional de estudios y de recomendaciones sobre la nutrición y la alimentación, CNERNA

Cuidado, demasiado magnesio puede producir náuseas, somnolencia e hipertensión.

SU PAPEL
- Interviene en la síntesis de las proteínas.
- Regula la transmisión del impulso nervioso en el sistema nervioso y en todos los órganos.
- Estimula la inmunidad.

EN CASO DE APORTES INSUFICIENTES
- Cansancio
- Nervios
- Ansiedad
- Vértigos
- Dolores de cabeza
- Trastornos de la memoria
- Espasmofilia
- Insomnio
- Pérdida de la concentración
- Hormigueo en las manos y piernas
- Tetania
- Calambres musculares

Fuentes principales	
Chocolate	Ostras
Soja	Marisco (conchas)
Frutos secos	Cereales
Copos de avena	Leguminosas

Aportes nutricionales aconsejados por día en magnesio (Mg)		
Niños	1-3 años	80 mg
	4-6 años	130 mg
	7-9 años	200 mg
	10-12 años	280 mg
Adolescentes (H)	13-15 años	410 mg
	16-19 años	410 mg
Adolescentes (M)	13-15 años	370 mg
	16-19 años	370 mg
Hombres adultos		420 mg
Mujeres adultas		360 mg
Hombres > 65 años		420 mg
Mujeres > 55 años		360 mg
Personas mayores > 75 años		400 mg

Centro nacional de estudios y de recomendaciones sobre la nutrición y la alimentación, CNERNA

MANGANESO (Mn)

SU PAPEL

Interviene en los metabolismos de los lípidos y glúcidos. Indispensables para numerosas enzimas (proteínas del organismo que catalizan específicamente una reacción química).

EN CASO DE APORTES INSUFICIENTES

Trastornos óseos

LOS APORTES NUTRICIONALES ACONSEJADOS

La necesidad en manganeso está estimada entre 1 y 2,5 mg por día en el caso del adulto, pero es difícil proponer un valor medio para un aporte aconsejado.

Fuentes principales		
Jengibre	Nueces	Leguminosas
Clavo de girofle	Avellanas	Verduras de hojas
Gérmenes de trigo	Almendras	Té
Cereales enteros		

SU PAPEL

- Indispensable para la integridad de las células.
- Juega un gran papel en la transmisión del impulso nervioso y de la contracción de los músculos.
- Indispensable para la regulación del ritmo cardíaco.

EN CASO DE APORTES INSUFICIENTES

Las carencias son prácticamente inexistentes en los países industrializados.

LOS APORTES NUTRICIONALES ACONSEJADOS

No se proponen aportes nutricionales aconsejables (ANA) para el potasio, ya que el consumo es en general ampliamente excedentario en relación con las necesidades... El consumo habitual de potasio en nuestras sociedades occidentales se sitúa entre 2340 mg y 5850 mg por veinticuatro horas. Estos aportes cubren ampliamente las necesidades mínimas que son estimadas entre 390 mg y 585 mg por veinticuatro horas.

Un sujeto sano puede plantarle cara a grandes variedades de aportes, sin que resulte en un estado de sobrecarga o de carencia. En cambio, un sujeto mayor necesita aportes regulares y suficientes para evitar cualquier desequilibrio.

Fuentes principales	
Frutas (en especial el plátano)	Cereales
Verduras	Chocolate
Patatas	

SELENIO (Se)

La carencia de selenio puede producirse en el caso de personas mal alimentadas o alcohólicas, o incluso en el caso de los fumadores. Cuidado, el exceso de selenio puede ser tóxico.

SU PAPEL
- Protege de los radicales libres y asegura la regulación de ciertas hormonas (metabolismo tiroideo).
- Antienvejecimiento de la piel.
- Juega un papel en el funcionamiento hepático y renal.
- Favorece el mecanismo de defensas inmunitarias.

EN CASO DE APORTES INSUFICIENTES
- Fatiga generalizada
- Caída del cabello
- Problemas articulares
- Dolor y debilidad muscular
- Manchas blancas en las uñas
- Incremento en la frecuencia de infecciones
- Trastornos cardíacos

Fuentes principales	
Cereales enteros	Levadura de cerveza
Hígado	Marisco
Carnes	Pescados
Gérmenes de trigo	Huevos

Aportes nutricionales aconsejados por día en selenio (Se)		
Niños	1-3 años	20 µg
	4-6 años	30 µg
	7-9 años	40 µg
	10-12 años	45 µg
Adolescentes (H)	13-15 años	50 µg
	16-19 años	50µg
Adolescentes (M)	13-15 años	50 µg
	16-19 años	50 µg
Hombres adultos		60 µg
Mujeres adultas		50 µg
Hombres > 65 años		70 µg
Mujeres > 55 años		60 µg
Personas mayores > 75 años		80 µg

Centro nacional de estudios y de recomendaciones sobre la nutrición y la alimentación, CNERNA

La ausencia de este constituyente en las tablas nutricionales se debe a la ausencia de carencias en la población francesa.

SU PAPEL

- Importante en el crecimiento, en la osificación y la calcificación (prevención de la osteoporosis).
- Regeneración de los huesos y cartílagos.
- Aumenta la tonicidad y la elasticidad del sistema vascular (arterias).

EN CASO DE APORTES INSUFICIENTES

No se ha observado ninguna carencia en el ser humano (ningún marcador biológico permite una buena evaluación de su estatus).

LOS APORTES NUTRICIONALES ACONSEJADOS

Las cantidades de silicio necesarias para cubrir las necesidades de un adulto son cercanas a 5 mg por día.

Fuentes principales	
Semillas oleaginosas	Cerveza

SODIO (Na)

La sal está muy extendida en el agua de mar (cloruro de sodio) o en los yacimientos terrestres (nitrato de sodio). Entra en la constitución de todos los seres vivientes, animales y vegetals.

La alimentación occidental es a menudo demasiado rica en sal (lo cual puede causar una elevación de la presión arterial, cogida de peso y fatiga cardíaca). Al contrario, la falta de sodio deshidrata nuestras células.

SU PAPEL
- Mantenimiento de la presión al nivel celular.
- Junto al potasio, controla la repartición del agua en el cuerpo.
- Contribuye al buen funcionamiento muscular.

EN CASO DE APORTES INSUFICIENTES
- Alteración del sistema nervioso
- Deshidratación
- Pérdida del apetito
- Debilidad muscular
- Hipotensión

LOS APORTES NUTRICIONALES ACONSEJADOS
No se pueden proponer ANA para el sodio, ya que el consumo es en general ampliamente excedentario en relación a las necesidades…

El organismo requiere un aporte cotidiano mínimo del orden de 1 a 2 g.

Fuentes principales	
Sal	Mostaza
Cubitos (caldo)	Caviar
Salsa de soja	Camarones
Anchoas (caja)	Marisco
Pan	Verduras
Embutidos	Aguas minerales
Quesos	Conservas

YODO (I)

SU PAPEL

Necesaria para la síntesis de las hormonas tiroideas.

EN CASO DE APORTES INSUFICIENTES

- La carencia de yodo se nota en las regiones montaño-sas alejadas del mar, y conlleva degradaciones del ti-roides.
- Si hay carencia, el tiroides debe secretar más, lo cual aumenta su volumen (bocio).

Fuentes principales	
Algas Sal de cocina iodada Crustáceos Moluscos Pescados de mar	Marisco (conchas) Bacalao fresco Huevos Productos lácteos

157

Aportes nutricionales aconsejados por día en yodo (I)		
Niños	1-3 años 4-6 años 7-9 años 10-12 años	80 µg 90 µg 1200 µg 150 µg
Adolescentes (H)	13-15 años 16-19 años	150 µg 150µg
Adolescentes (M)	13-15 años 16-19 años	150 µg 150 µg
Hombres adultos		150 µg
Mujeres adultas		150 µg
Hombres > 65 años		150 µg
Mujeres > 55 años		150 µg
Personas mayores > 75 años		150 µg

Centro nacional de estudios y de recomendaciones sobre la nutrición y la alimentación, CNERNA

ZINC (Zn)

Unas dosis demasiado elevadas pueden conllevar a síntomas variados (neurológicos, renales, fatiga). Dosis muy altas son tóxicas para el sistema inmunitario. Una carencia de zinc puede engendrar trastornos inmunitarios y retrasos en el crecimiento. En las zonas donde hay carencia de zinc como en la India, se ha detectado una tasa alta de enanismo.

SU PAPEL

- Favorece la concentración intelectual y permite que el sentido del gusto funcione bien.
- Contribuye a la formación de glóbulos rojos y blancos.
- Importante en el sistema inmunitario.
- Antioxidante, juega el papel protector sobre envejecimiento celular.
- Regulador hormonal, estimula la libido.
- Acelera la cicatrización de las heridas.

EN CASO DE APORTES INSUFICIENTES

- Diarreas
- Infecciones repetidas
- Dolores articulares
- Nervios
- Fatiga sexual
- Pérdida de apetito
- Mala memoria
- Caída del cabello
- Mala cicatrización
- Manchas blancas en las uñas
- Anorexia asociada a una pérdida del gusto y olfato
- Trastornos de visión
- Trastornos óseos en especial de la calcificación

Fuentes principales	
Ostras	Cereales
Arenques	Levadura de cerveza
Carnes rojas	Champiñones
Productos de casquería	Marisco
Yema de huevo	Leguminosas
Frutos secos	Leche
Judías verdes	Quesos

Aportes nutricionales aconsejados por día en zinc (Zn)		
Niños	1-3 años	6 mg
	4-6 años	7mg
	7-9 años	9 mg
	10-12 años	12 mg
Adolescentes (H)	13-15 años	13 mg
	16-19 años	13 mg
Adolescentes (M)	13-15 años	10 mg
	16-19 años	10 mg
Hombres adultos		12 mg
Mujeres adultas		10 mg
Hombres > 65 años		11 mg
Mujeres > 55 años		11 mg
Personas mayores > 75 años		12 mg

Centro nacional de estudios y de recomendaciones sobre la nutrición y la alimentación, CNERNA

LOS ANTIOXIDANTES

Los antioxidantes cada vez tienen mayor popularidad y aceptación y se les atribuye muchas virtudes medicinales. Pero, ¿qué son los antioxidantes? Los antioxidantes son moléculas que disminuyen o impiden la oxidación de otras sustancias químicas. La oxidación favorece la producción de radicales libres que son tóxicos para el organismo. El exceso de radicales libres puede ser responsable de las enfermedades cardiovasculares y cancerígenas, así como del envejecimiento prematuro de la piel.

Una falta de antioxidantes puede deberse a factores exteriores que producen en radicales libres en exceso: por ejemplo, el tabaco, la contaminación, la expuesta al sol, el alcohol o ciertos medicamentos.

Los principales antioxidantes son las vitaminas A, C y E, los oligoelementos como el selenio, el zinc, el cobre y los polifenoles (flavonoides, taninos).

Las principales fuentes de antioxidantes son las frutas y las verduras.

- Las frutas más ricas en antioxidantes son las frutas del bosque, debido a la presencia de vitamina C y polifenoles: arándanos negros, moras, fresas, frambuesas, arándanos rojos, cerezas. No olvidemos la ciruela pasa, la ciruela, la naranja, la uva negra y el kiwi.
- Las verduras más ricas en antioxidantes son: el berro, el ajo, las diferentes variedades de coles, la espinaca, el espárrago, el brócoli, la remolacha y el pimiento rojo. Los polifenoles incluyen a los flavonoides (las verduras), los tanitanos (té, café, cacao, uva...), las antocianinas (las frutas del bosque) y los ácidos fenólicos (los cereales, las frutas y verduras).

Hay que ser cauteloso en cuanto a los complementos alimenticio antioxidantes que pueden ser peligrosos para la salud. No se debería banalizar la toma de vitaminas y de complementos. Debe justificarse por las carencias, establecidas por un médico.

De esta forma, no se recomienda consumir complementos de vitaminas y minerales con carácter preventivo a una población bien alimentada.

Una alimentación variada, equilibrada y rica en frutas y verduras es suficiente para tener un aporte suficientes en antoxidantes.

Los alimentos los más ricos en antioxidantes

- Aceites vegetales (aceite de germen de trigo, aceite de colza, aceite de girasol, aceite de nuez…)
- Aguacate
- Ajo
- Albaricoque
- Alcachofa cocida
- Berenjena
- Brócoli
- Cacao
- Calabaza
- Carne magra
- Carne roja
- Cebolla
- Cereales completos
- Chocolate negro
- Ciruela violeta
- Coliflor
- Frutas del bosque (arándano negro, frambuesa, fresa, mora…)
- Frutas oleaginosas (nuez, nuez de pecán, avellanas, almendras…)
- Granada
- Granos de sésamo
- Judía pinta
- Kiwi
- Leche
- Lichi
- Limón
- Maíz
- Mango
- Manzana
- Mariscos
- Melón
- Naranja
- Orégano
- Papaya
- Perejil
- Pescados grasos (sardinas, caballa, salmón…)
- Pimiento rojo
- Pomelo o pamplemusa rosa
- Puerro
- Remolacha
- Sandía
- Té
- Tomate
- Tomillo
- Uva negra
- Verduras de hojas verdes (espinaca, col, canónigo, rúcula, berro…)
- Vino tinto
- Zanahoria

Fuentes: www.passeportsante.net, www.plaisirsante.com

LOS ADITIVOS

Los aditivos son sustancias químicas añadidas a los alimentos con el fin de:
• mejorar su conservación,
• reducir los fenómenos de oxidación,
• dar color a los productos,
• intensificar su sabor.

Los principales aditivos son:
• los colorantes, a menudo de origen vegetal: rojo de remolacha,
• los edulcorantes: estevia, aspartamo,
• los conservantes: vinagre, sal,
• los antioxidantes: vitamina C, vitamina E,
• los agentes de textura: emulsionantes, estabilizantes, espesantes, gelificantes.

Se evalúan y vigilan estas sustancias para prevenir los efectos adversos en la salud. Su empleo está reglamentado y su presencia tiene que estar mencionada obligatoriamente en las etiquetas de los productos en cuestión.

El código que se utiliza está fijo al nivel europeo. Está compuesto de la letra «E» seguida de un número para identificar fácilmente la categoría: E100 para los colorantes, E200 para los conservantes, E300 para los antioxidantes, E400 para los agentes de textura, etc.

Un nuevo aditivo solo puede utilizarse tras:
• dictamen de la Autoridad europea de seguridad de los alimentos (EFSA),
• dictamen del Comité permanente, de las verduras, de los animales, de los productos alimenticios y de los alimentos para animales de la Comisión europea y consulta del Consejo y del Parlamento europeo,
• publicación de un reglamento de autorización en el Diario oficial de la Unión europea que especifique las modalidades de empleo.

Esta regulación garantiza la seguridad sanitaria de los consumidores.

Sin embargo, hay que permanecer vigilante y consumir moderadamente los productos que contienen aditivos. Por lo tanto es importante descifrar las etiquetas de los productos para ver si contiene alguno, y cuál de ellos.

Todo es una cuestión de moderación y del buen uso de los productos.

Fuente: economie.gouv.fr

ÍNDICE TEMÁTICO

FUENTES DE LAS TABLAS DE COMPOSICIÓN NUTRICIONAL DE LOS ALIMENTOS*

Las tablas de composición nutricional de los alimentos son originarias de las siguientes fuentes:

- **ANSES/CIQUAL 2013**
  Centro de informaciónsobre la calidad de los alimentos
  27-31, avenue de Général-Leclerc
  94701 MAISONS-ALFORT CEDEX

- **CIQUAL 1995**
  Jean-Claude Favier, Jayne Ireland Ripert, Carole Toque, Max Feinberg, *Répertoire géneral des aliments*, 2ª edición revisada y argumentada, Ediciones INRA, 1995

- **SOUCI/FACHMANN/KRAUT**
  Souci, Fachmann, Kraut, **La Composition des Aliments,** 7° edición, Ediciones Taylor et Francis, 2008

Las pequeñas tablas de los valores calóricos son originarias de las fuentes siguientes:
www.i-dietetique.com
www.les-calories.com
www.philcard.com

169

---

* Existen organismos e instituciones en cada localización geográfica, y en las páginas web de cada organismo pueden consultar todos los datos relacionados con la composición de los alimentos

BIBLIOGRAFÍA

- AFSSA (Agence Française de Sécurité Sanitaire des Aliments) (Agencia Francesa de Seguridad Sanitaria de los Alimentos), *Apports nutritionnels conseillés pour la population française*, Éditions Tec et Doc, 10e tirage, 2014

- Institut Français pour le Nutrition (Instituto Francés de Nutrición), Dossiers scientifiques, Éditions IFN, 1999

- CERIN (Centre de recherche et d'information nutritionnelle) (Centro de investigación y de información nutricional)
Bénédicte Noblet
45, rue Saint Lazare 75314 PARIS CEDEX 09
Tél. 01 49 70 72 20
www.cerin.org

- INSTITUT SEFFID
(Société de diététique médicale constituée de médecins et de scientifiques spécialisés en nutrition) (Sociedad de dietética medical constituída por médicos y científicos especializados en nutrición)
Thomas Erpicum (doctor en bioquímica)
4, rue Nostradamus BP128-13533
SAINT-REMY-DE-PROVENCE
Tél. 04 90 90 07 65
www.seffid.com

AGRADECIMIENTOS

Gracias a Cwenaëlle Painvin, Sandrine Navarro y Hung Ho Thanh por sus valiosos consejos.

OTRO TÍTULO
DE LA COLECCIÓN

Especias, Hierbas Aromáticas, Condimentos
y Aromatizantes.